ISBN 3-88756-101-5

Herausgeber
Prof. Dr. F. Láhoda
Chefarzt der Neurologischen Klinik des Klinikums Ingolstadt

Medizinisches Forum Ingolstadt

Acta Periodica

1

Aktuelle neurologische Probleme in Klinik und Praxis

F. Láhoda (Hg.)

Einhorn-Presse Verlag

Inhalt

Vorwort

Das Medizinische Forum Ingolstadt verfolgt das Ziel, einen an den aktuellen praktischen Erfordernissen orientierten Gedanken- und Erfahrungsaustausch zwischen Kliniken und niedergelassenen Ärzten auf überregionaler Basis in regelmäßiger Folge zu ermöglichen.
Hierbei sollen nicht nur die neuesten Erkenntnisse auf dem diagnostischen und therapeutischen Sektor eines Fachgebietes erörtert werden, sondern vor allem auch die Zweckmäßigkeit und die sinnvolle, kostensparende praktische Anwendung in einem zwischen Klinik und niedergelassenen Ärzten zu koordinierenden Rahmen aufgezeigt werden.
Aus dem hieraus resultierenden Ergebnis ergibt sich eine Empfehlung, welche aktuellen diagnostischen und therapeutischen Aufgaben zweckmäßiger im Bereich des niedergelassenen Arztes oder im Bereich der Klinik gelöst werden können.
Das Verhältnis zwischen nachgewiesener Wirksamkeit eines Medikamentes und dessen effektiven Kosten im Rahmen der Therapie soll klar herausgestellt werden. Hiermit kann ein wichtiger Beitrag zur Kostendämpfung im Gesundheitswesen geleistet werden, der auch als Diskussionsgrundlage mit den Vertretern der gesetzlichen Krankenversicherungen dienen kann.

Ingolstadt, Mai 1984 — Prof. Dr. F. Láhoda

Kopfschmerz aus der Sicht des Neurologen

D. Soyka

Kopfschmerz kann sehr unterschiedliche Entstehungsbedingungen und Ursachen haben, von denen nur ein Teil in das engere neurologische Fachgebiet fällt. Erfahrungsgemäß wird der Neurologe immer dann in Anspruch genommen, wenn sich der Kopfschmerz als das führende Symptom darstellt und wenn diagnostische und therapeutische Probleme vorliegen. Das Ziel dieses Beitrages ist es, Wege aufzuzeigen, wie bei einer noch unklaren Situation eine diagnostische Klärung erreicht werden kann. Eine entscheidende Bedeutung kommt in diesem Zusammenhang der Anamnese zu, denn bei mehr als 70% aller Kopfschmerzpatienten läßt sich die Diagnose bereits aus der Anamnese stellen oder zumindest eine diagnostische Annäherung erreichen, sofern nur die richtigen Fragen gestellt werden.

Ein nützlicher Ausgangspunkt ist die Gegenüberstellung primärer und symptomatischer Kopfschmerzsyndrome. *Symptomatischer* Kopfschmerz liegt immer dann vor, wenn der Schmerz Symptom einer faßbaren organischen oder psychischen Grundkrankheit ist. Verlauf und Prognose des Schmerzes hängen dann eng mit der Grundkrankheit zusammen, und diese ist es, die vorrangig abgeklärt und behandelt werden muß. *Primäre* Kopfschmerzsyndrome sind demgegenüber dadurch gekennzeichnet, daß eine organische Grundkrankheit fehlt und daß die wie auch immer geartete Grundstörung ganz unmittelbar zum Symptom Kopfschmerz führt, der damit zum Dreh- und Angelpunkt des gesamten Leidens wird. Abgesehen von den oben genannten, a priori klaren Zusammenhängen empfiehlt es sich, ein bestimmtes diagnostisches Schema anzuwenden, das in der Regel weiterhelfen wird. Die entscheidenden Elemente eines solchen Schemas sind die Anamnese, die allgemeine körperliche Untersuchung, die neurologische Untersuchung, häufig auch eine psychiatrisch orientierte Exploration sowie schließlich eine ergänzende apparative und Labor-Diagnostik (Tab. 1)

Anamnese:
Im einzelnen sind hier folgende Punkte zu beachten: die Familienanamnese, die allgemeine Krankheitsanamnese, die spezielle Kopfschmerzanamnese, die auf den Kopfschmerz bezogene Verlaufsanamnese, die Erfragung von Begleitsymptomen und möglichen auslösenden Faktoren

Tab. 1 Kopfschmerzdiagnostik

1.	Familienanamnese
2.	Allgemeine Eigenanamnese
3.	Spezielle Kopfschmerzanamnese
3.1	Qualität, Intensität, Lokalisation, Ablauf des Kopfschmerzes
3.2	Verlauf des Leidens
3.3	Begleitsymptome und auslösende Faktoren
3.4	Bisherige therapeutische Erfahrungen
4.	Allgemeine körperliche Untersuchung
5.	Neurologische Untersuchung
6.	Psychiatrisch orientierte Exploration
7.	Labortechnische und sonstige apparative Basisdiagnostik
7.1	Blutbild
7.2	Blutkörperchensenkungsgeschwindigkeit
7.3	Röntgenaufnahmen Schädel, Nasennebenhöhlen, Halswirbelsäule
7.4	EEG

einschließlich psychischer Hintergründe und Umwelteinflüsse. Es versteht sich, daß man in der Praxis nicht gerade mit der Familienanamnese beginnen, sondern zunächst einmal den Kopfschmerz in den Mittelpunkt des Gespräches rücken wird. Entscheidend ist nur, daß im weiteren Verlauf alle genannten Punkte angesprochen werden.

Familienanamnese:
Es gibt nur wenige Kopfschmerzsyndrome, bei denen die Erfragung einer positiven Familienanamnese ein wichtiges diagnostisches Element darstellt. An erster Stelle ist hier die *Migräne* zu nennen, bei der sich ein familiäres Vorkommen in mehr als 50% der Fälle erfragen läßt, hauptsächlich über die mütterliche Linie. Die Cephalaea vasomotorica, soweit darunter nicht ein vorübergehender vasomotorischer Kopfschmerz, sondern ein Kopfschmerzleiden mit längerer Verlaufsanamnese verstanden wird, ist im weitesten Sinne der Migräne zuzurechnen, und auch hier läßt sich daher relativ oft ein familiäres Vorkommen erfragen. Ohnehin muß man sich darüber klar sein, daß die meisten Patienten nur häufigen Kopfschmerz bei der Mutter und anderen Familienangehörigen erinnern, ohne sicher sagen zu können, um welche medizinische Diagnose es sich gehandelt hat. Diagnostisch wertvoll und richtungsweisend kann weiterhin eine Angabe über das Vorkommen von *Depressionen* im Familienkreis sein. Bei allen anderen primären Kopfschmerzsyndromen und den meisten Formen symptomatischer Kopfschmerzen spielt Heredität keine oder nur eine untergeordnete Rolle, so daß die Familienanamnese insoweit nicht weiterhilft.

Allgemeine Krankheitsanamnese:
Bei der Migräne, dem Cluster-Kopfschmerz, den sogenannten idiopathischen Gesichtsneuralgien fördert die allgemeine Krankheitsanamnese nichts zu Tage, was diagnostisch hilfreich wäre. Von Frauen, die an Migräne leiden,

wird relativ häufig über eine arterielle Hypotonie berichtet, aber statistische Erhebungen an einem großen Krankengut haben nicht bestätigt, daß eine relevante Beziehung zwischen Hypotonie und Migräne besteht, so daß eine solche Angabe nur wenig aussagt. Schon eher von Interesse sind Hinweise auf eine gesteigerte Ansprechbarkeit des vegetativen Nervensystems bis hin zu entsprechenden Organsymptomen. Handelt es sich um symptomatische Kopfschmerzen, so kann die allgemeine Krankheitsanamnese verständlicherweise von ganz wesentlicher diagnostischer Relevanz sein, was keiner näheren Erläuterung bedarf.

Kopfschmerzanamnese:
Bei manchen primären Kopfschmerzsyndromen und symptomatischen Kopfschmerzformen kann der Kopfschmerz so charakteristisch sein, daß eine Anhiebsdiagnose möglich ist. Im einzelnen kommt es darauf an, Informationen über die *Schmerzqualität, Schmerzintensität, Schmerzlokalisation* und *Schmerzdauer* zu erhalten. Zugleich wird dieser Abschnitt des Gespräches Hinweise darauf ergeben, wie der Patient subjektiv den Schmerz erlebt und wertet.
Schmerz kann sehr unterschiedliche *Qualitäten* aufweisen, und bei der Befragung sollte daran gedacht werden, daß viele Patienten Schwierigkeiten haben, sich zu verbalisieren. Am häufigsten hört man von Schmerzqualitäten wie stechend, prickelnd, schneidend, bohrend, brennend, pochend, klopfend, dumpf, schockend.
Manche dieser Qualitäten lassen sich diagnostisch gut verwerten, andere sind eher vieldeutig, und das gilt für die Mehrzahl. Pochender oder klopfender Schmerz läßt zu Recht darauf schließen, daß ein vaskulärer Faktor im Spiel sein muß. Das gilt insbesondere für die Migräne, kommt auch bei manchen entzündlichen Prozessen vor. Brennender Schmerz wird vor allem angegeben, wenn es sich um einen Cluster-Kopfschmerz oder um Neuralgien

handelt. Besonders typisch für Neuralgien ist die Schilderung eines äußerst heftigen schneidenden, stechenden oder schockenden Schmerzes. Leichtere Attacken im Rahmen einer Neuralgie werden auch als prickelnder Schmerz beschrieben. Handelt es sich um stechende Schmerzen minderer Intensität, so wird das Bild schon unscharf und vieldeutig. Derartige Beschwerden finden sich bei Spannungskopfschmerz, posttraumatischen Schmerzen, psychogenen Schmerzsyndromen. Unscharf und vieldeutig ist auch der dumpfe Kopfschmerz, der bei der Migräne ebenso vorkommt wie bei nichtmigränösen vaskulären Kopfschmerzformen und überhaupt bei der Mehrzahl der symptomatischen Kopfschmerzsyndrome zu beobachten ist.

Aus der *Schmerzintensität* lassen sich nur begrenzt Rückschlüsse ziehen, da hier stets das individuelle, sehr unterschiedliche Schmerzerleben mit hineinspielt. Was der eine als nahezu unerträglich empfindet, mag ein anderer eher gelassen hinnehmen. Hier ist auch der Zeitfaktor von Bedeutung. Denn je länger die Schmerzbeeinträchtigung anhält, desto mehr wird der Leidensdruck zunehmen. Unzweifelhaft äußerst brutal und nahezu unerträglich können die Schmerzattacken im Rahmen der idiopathischen Gesichtsneuralgien wie der Trigeminus- und der Glossopharyngeusneuralgie sein. Kaum geringer ist die Schmerzintensität bei Attacken des Cluster-Kopfschmerzes. Äußerst heftig ist der Schmerz bei akuter Irritation der Meningen, beispielsweise bei einer Subarachnoidalblutung. Alle anderen Schmerzsyndrome bieten eher eine moderate bis mittelschwere Schmerzintensität, selbstverständlich mit den genannten individuellen Unterschieden im Schmerzerleben.

Von erheblicher diagnostischer Relevanz können die Angaben zur *Schmerzlokalisation* sein. *Hemikranie* findet sich besonders bei der Migräne, häufig auch beim Spannungskopfschmerz. Streng einseitig sind die Schmerzen beim Cluster-Kopfschmerz und den Neuralgien. Bei diesen kommt hinzu, daß der Schmerz sich auf den sensiblen Versorgungsbereich eines Gesichtsnerven konzentriert. Handelt es sich dabei um einen hellen, scharfen, gut lokalisierbaren Schmerz, so entspricht er einer Irritation von Nervenfasern des epikritischen Systems, bleibt er eher dumpf und unscharf in der Lokalisation, so handelt es sich um einen protopathischen Schmerzcharakter. Schläfenbetonung des Schmerzes findet sich bei Migräne, bei der Arteriitis temporalis, bei der Aurikulotemporalis-Neuralgie, beim myofazialen Schmerzsyndrom. Stirnkopfschmerz kommt gleichfalls häufig bei der Migräne vor, daneben aber auch bei verschiedenen symptomatischen Schmerzzuständen wie etwa Asthenopie, Sinusitis frontalis oder maxillaris, Spannungskopfschmerz. Occipital betont sind Kopfschmerzen bei raumfordernden Prozessen der hinteren Schädelgrube, bei Spannungskopfschmerz, Gefäßprozessen im vertebro-basilären System, bei Wirbelsäulensyndromen einschließlich des Schleudertraumas. Ringförmig geschilderter Kopfschmerz sollte den Blick auf eine mögliche Arteriosklerose der Hirngefäße lenken. Drückender Schmerz in Scheitelhöhe oder seitlich davon kommt bei raumfordernden intrakraniellen Prozessen ebenso vor wie bei depressiven Syndromen.

Näher erfragt werden müssen *Beginn und zeitlicher Ablauf* des Schmerzes, denn zumindest bei einigen Kopfschmerzsyndromen ergeben sich hier diagnostisch relevante Beziehungen. Der Schmerz einer Neuralgie-Attacke schießt nahezu blitzartig ein und klingt nach wenigen Sekunden wieder ab, er ist mit anderen Worten kurz und zugleich äußerst heftig. Bei der Attacke eines Cluster-Kopfschmerzes erreicht der Schmerz innerhalb von Minuten volle Intensität, währt dann 20 bis 30 min, bei längerer Vorgeschichte auch bis zu 2 Stunden, selten einmal länger. Im Migräneanfall läßt sich eine sehr langsame Schmerzzunahme über 30 bis 60 min hinweg erfragen, bei einer im weiteren sehr variablen Dauer des Schmerzzustandes, im Durchschnitt 12 bis 24 Stunden (Abb. 1). Geradezu schlagartig und bru-

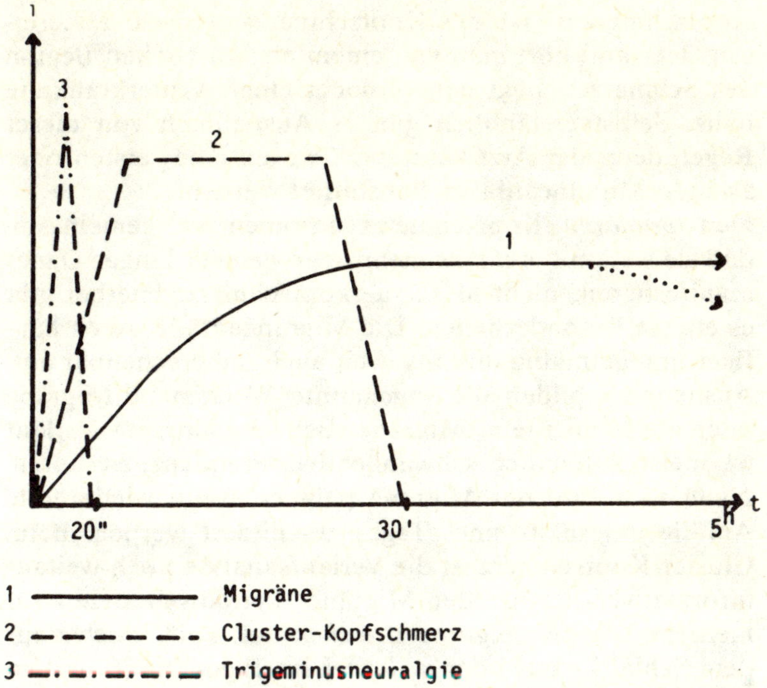

Abb. 1 Verlauf und Intensität des Schmerzes bei primären Kopfschmerzsyndromen

tal setzt der nackenbetonte Kopfschmerz bei der Subarachnoidalblutung ein. Relativ akut und heftig beginnt auch der Schmerz bei plötzlicher Liquorabflußbehinderung im Foramen Monroi.

Verlaufsanamnese:

Der nächste Schritt der Befragung sollte Klarheit über den bisherigen Ablauf des Kopfschmerzleidens schaffen. Primäre Kopfschmerzsyndrome wie die Migräne, der Cluster-Kopfschmerz, die Kopf- und Gesichtsneuralgien begleiten den Patienten über viele Jahre, nicht selten Jahrzehnte seines Lebens hinweg. Läßt sich eine so lange Schmerzanamnese erfragen, so hat die Annahme eines primären Kopfschmerzsyndroms wesentlich mehr Wahrscheinlichkeit für sich als die eines symptomatischen

Kopfschmerzes. Ist die Kopfschmerzanamnese andererseits leer und hört man von einem erst kürzlichen Beginn des Schmerzes, liegt der Verdacht einer Akuterkrankung nahe. Selbstverständlich gibt es Ausnahmen von dieser Regel, denn der Arzt kann auch wegen eines ersten oder zweiten Migräneanfalles konsultiert werden.

Den *primären* Kopfschmerzsyndromen ist gemeinsam, daß sie sich mit *Anfällen* mehr oder weniger langer Dauer manifestieren, nicht als Dauerkopfschmerz. Hierbei gibt es etliche Besonderheiten. Die Migräneanfälle treten häufiger unregelmäßig und insoweit auch unberechenbar auf, Ausnahmen bilden die sogenannte Wochenend-Migräne oder die menstruelle Migräne. Bei langjährigem Verlauf ist meist von einer schwankenden Frequenz zu hören. Nicht zum Bild der Migräne paßt es, wenn wiederholte Anfälle innerhalb eines Tages geschildert werden. Beim Cluster-Kopfschmerz ist die Verlaufsanalyse noch weitaus informativer als bei der Migräne. Periodisch treten für mehrere Wochen *tägliche Attacken* auf, auch *nachts* aus dem Schlaf heraus oder *mehrfach* im Tagesablauf, und an solche Phasen mit gehäuften Anfällen schließen sich *anfallsfreie Intervalle* an, die mehrere Monate oder länger als ein Jahr dauern. Ein Wechsel von gehäuften Anfällen und freien Intervallen gibt es auch bei den Gesichtsneuralgien. Bei dieser Gruppe ist die tägliche Anfallsfrequenz meist noch weit höher als beim Cluster-Kopfschmerz, dafür treten sie nicht nachts aus dem Schlaf heraus auf.

Der Kopfschmerz bei Depressionen bevorzugt die Morgen- und Vormittagsstunden. Bei Tumoren mit intrakranieller Drucksteigerung läßt sich eine Zunahme des Kopfschmerzes besonders in den späten Nachtstunden und in den Morgenstunden beobachten. Bei der Sinusitis maxillaris nehmen die Beschwerden im Laufe des Tages an Intensität zu, bei der Sinusitis frontalis dagegen ab.

Begleitsymptome und auslösende Faktoren:
Die Erfragung von Begleitsymptomen führt wieder auf ein Feld, dem bei einigen Kopfschmerzsyndromen ein hoher diagnostischer Informationswert zufällt. Flüchtige Augensymptome wie Flimmern oder Gesichtsfeldausfall, phasenhaft gegen den eigentlichen Kopfschmerzzustand abgesetzt, sind für die klassische Migräne charakteristisch. Bei anderen Spielarten der Migräne kommt es vor oder während des Schmerzanfalles zu fokalen zerebralen Symptomen, beispielsweise einseitigen Paraesthesien, einer motorischen Schwäche, einer Sprachstörung. Dies sind die Fälle, die besonders häufig mit dem Verdacht auf eine hirnorganische Erkrankung in die Klinik eingewiesen werden.
Der Cluster-Kopfschmerz wird von verschiedenen ipsilateralen Symptomen wie Lakrimation, Augenrötung, Rhinorrhoe, Kongestionierung der Nase, Hyperhidrosis im Stirnbereich begleitet.
Licht- und Geräuschempfindlichkeit, Reizbarkeit, Verstimmung, emotionelle Labilität sind häufige Begleiterscheinungen des Migräneanfalles, kommen in verminderter Form auch beim Cluster-Kopfschmerz und der Cephalaea vasomotorica vor. Nausea und Erbrechen während des Kopfschmerzes sieht man bei der Migräne, aber auch bei verschiedenen intrakraniellen Prozessen, wenn diese mit einer Drucksteigerung einhergehen. Daraus resultiert gar nicht so selten, daß Hirntumoren im Kindesalter zunächst als Migräne verkannt werden.
Bei der Trigeminusneuralgie kann es wie beim Cluster-Kopfschmerz zu Lakrimation kommen, auch zu Zuckungen der Gesichtsmuskulatur im Sinne des Begriffs Tic douloureux.
Verschiedene symptomatische Kopfschmerzformen lassen Lage- bzw. Haltungsabhängigkeit erkennen. Kopfschmerz bei intrakranieller Drucksteigerung nimmt im Liegen zu. Für das Liquor-Unterdrucksyndrom ist charakteristisch, daß der Schmerz in der Orthostase auftritt und im Liegen

prompt nachläßt. Bei der Sinusitis frontalis wird der Schmerz in der Orthostase geringer, weil das Sekret durch das nunmehr unten gelegene Ostium abfließen kann, während es beim Bücken nach vorn und im Liegen durch Sekretstauung zu einer Schmerzverstärkung kommt. Umgekehrt ist die Situation bei der Sinusitis maxillaris, weil sich hier entsprechend der Position des Ostiums Sekret in der Orthostase anstaut und andererseits im Liegen abfließen kann.

Spezielle auslösende Faktoren lassen sich bei der Migräne, dem Cluster-Kopfschmerz, der Cephalaea vasomotorica, dem Spannungskopfschmerz, dem Kopfschmerz bei Halswirbelsäulensyndrom und bei psychischen Grundstörungen erfragen. Bei der Migräne hört man von Zusammenhängen mit Streß, Entspannung, Ärger, Menstruation, Wettereinflüssen, diätetischen Faktoren, Alkohol, Schlafentzug. Beim Cluster-Kopfschmerz kann Alkohol geradezu gesetzmäßig eine Attacke provozieren, und das gleiche gilt analog der Migräne für bestimmte Speisen, aber immer nur während der eigentlichen Cluster-Periode.

Bei verschiedenen Gesichtsneuralgien können bestimmte Trigger-Mechanismen diagnostisch relevant sein. Trigeminusattacken werden häufig durch geringe taktile Haut- oder Schleimhautreize, durch Sprechen oder Kauen ausgelöst. Bei Glossopharnygeus-Neuralgie erfolgt die Triggerung besonders durch Gähnen und Schlucken.

Allgemeine körperliche Untersuchung:

Diese Forderung bedarf keiner ausführlichen Begründung. Selbst wenn man glaubt, ein bestimmtes Kopfschmerzsyndrom bereits aus der Anamnese heraus diagnostiziert zu haben, bleibt eine allgemeine körperliche Untersuchung unabdingbar, damit organische Faktoren erkannt oder ausgeschlossen werden.

Neurologische Untersuchung:
Nicht jeder Kopfschmerzpatient sucht von sich aus einen Neurologen auf oder wird an diesen überwiesen. Daher muß gefordert werden, daß jeder behandelnde Arzt von sich aus eine neurologische Grunduntersuchung vornimmt. Das gilt auch dann, wenn der Arzt glaubt, bereits eine nichtneurologische Kopfschmerzursache aufgedeckt zu haben. Ein Kopfschmerz ist nicht bereits deswegen ein hypertonischer Kopfschmerz, weil hypertonische Blutdruckwerte gemessen worden sind. Es sollte nicht vorkommen, daß Patienten mit einer monatelangen Kopfschmerzanamnese herumlaufen, ohne daß jemals der Augenhintergrund gespiegelt und ein Reflexstatus erhoben worden wäre. Eine übersehene Stauungspapille ist ein Kunstfehler. Grundsätzlich sollte die Überweisung an einen Neurologen erfolgen, wenn die Kopfschmerzgenese nicht evident ist, wenn sich Verdachtsmomente für einen intrakraniellen Prozeß ergeben wie z. B. wiederholtes morgendliches Erbrechen, flüchtige oder manifeste neurologische Ausfälle, oder wenn eine Neuralgie vermutet wird. Erfahrungsgemäß gehen Nichtneurologen viel zu großzügig mit dem Begriff ‚Neuralgie‘ um, nur um dem Kind einen Namen zu geben.

Psychiatrisch orientierte Exploration:
Häufig haben Kopfschmerzen eine multifaktorielle Genese. Psychische Einflüsse können Kopfschmerz *verursachen,* also einen aetiologischen Stellenwert einnehmen. Sie können auch den Verlauf eines Kopfschmerzleidens im Sinne eines *pathogenetischen Teilfaktors beeinflussen* oder einzelne Kopfschmerzanfälle *unmittelbar auslösen.* Für den behandelnden Arzt kommt es darauf an, einen Eindruck von der Persönlichkeit des Patienten und etwaigen psychischen und sozialen Problemen zu gewinnen. Nur so wird er in die Lage versetzt, die Angaben des Patienten über seinen Kopfschmerz richtig zu gewichten und etwaige nichtsomatische Hintergründe wie Neurotizismus,

Depressivität, Angst zu erspüren. Fühlt er sich auf dem psychosomatischen und im engeren Sinne psychiatrischen Feld unsicher, so kann er alles weitere dem Fachmann überlassen. Es sollte nur nicht so sein, daß für dieses wichtige Teilgebiet ein Skotom besteht.

Ergänzende Untersuchungsmethoden:
Handelt es sich um symptomatischen Kopfschmerz bei bekanntem Grundleiden, so ist damit der Rahmen weiterer erforderlicher Untersuchungsgänge abgesteckt. Darauf braucht an dieser Stelle nicht eingegangen zu werden. Die grundsätzliche Frage ist, welchen Umfang die *apparative* und *labortechnische Basisdiagnostik* bei Kopfschmerzpatienten haben sollte, sei es, daß die Diagnose noch ungeklärt ist, sei es zur Erkennung multifaktorieller Bedingungen.
Die Basisdiagnostik sollte folgende Maßnahmen umfassen: Blutbild, Blutkörperchensenkungsgeschwindigkeit, Urinstatus, konventionelle Röntgen-Übersichtsaufnahmen des Schädels und der Halswirbelsäule, Spezialeinstellung der Nasen-Nebenhöhlen, EEG. Alles weitere sollte fallweise entschieden werden. So kann es nicht sinnvoll sein, routinemäßig bei jedem Kopfschmerzpatienten den gesamten, heute in Kliniken üblichen Laborstatus, Röntgenaufnahmen der Kiefergelenke, Panorama-Aufnahmen des Gebisses usw. durchzuführen.
Schon gar nicht gehört die kraniale Computer-Tomographie zur Basisdiagnostik. Als Gegenargument wird bisweilen vorgebracht, unter 100 Patienten mit einem *chronischen* Kopfschmerzsyndrom seien eben doch 3 oder 4, bei denen mit der kranialen Computer-Tomographie ein intrakranieller Prozeß aufgedeckt wird, der sonst übersehen worden wäre, vielleicht ein Meningeom oder ein Angiom. Diese Feststellung ist zweifellos richtig, darf aber nicht zu der Konsequenz einer völlig unökonomisch ausufernden apparativen Diagnostik führen. In der Medizin muß man auch den Mut zur Beschränkung, zum Kompromiß haben,

und es kann nicht Sinn der Sache sein, sich in jeder Richtung und um jeden Preis absichern zu wollen. Die Wahrscheinlichkeit, daß bei chronischen Kopfschmerzsyndromen mit der CT-Diagnostik ein schwerwiegender intrakranieller Prozeß aufgedeckt wird, ist immerhin so gering, daß sich die routinemäßige Anwendung nicht vertreten läßt. Die Entscheidung zugunsten der Durchführung einer CT-Diagnostik sollte davon abhängen, ob im Verlauf, in der Symptomatik oder in den erhobenen Befunden irgendwelche Auffälligkeiten erkennbar sind.

Zusammenfassung:
Kopfschmerzen können sehr unterschiedliche Entstehungsbedingungen und Ursachen haben, von denen nur ein Teil in das neurologische Fachgebiet fällt. Zweckmäßigerweise wird zwischen primären und symptomatischen Kopfschmerzsyndromen unterschieden. Bei unklarer Situation empfiehlt sich die Anwendung eines bestimmten diagnostischen Schemas, wobei der Anamnese eine Schlüsselstellung zukommt. In 70% aller Kopfschmerzfälle gelingt es, allein mit der Anamnese die Diagnose aufzudecken oder eine sehr entscheidende differentialdiagnostische Annäherung zu erreichen. Bei der speziellen Kopfschmerzanamnese sind Schmerzqualität, Schmerzintensität, Schmerzlokalisation, Verlaufsdynamik des aktuellen Schmerzes und des gesamten Krankheitsbildes, auslösende Faktoren zu berücksichtigen. Eine neurologische Untersuchung ist unentbehrlich. Die labortechnische und apparative Basisdiagnostik sollte Blutbild, BSG, Urinstatus, konventionelle Röntgen-Übersichtsaufnahmen des Schädels und der Halswirbelsäule, Spezialeinstellung der Nasennebenhöhlen, EEG umfassen. Die kraniale CT-Diagnostik gehört nicht zum Routineprogramm.

Literatur:
1. Janzen, R. (Hrsg.): Schmerzanalyse als Wegweiser zur Diagnose. Thieme Verlag Stuttgart 1973
2. Soyka, D.: Übersicht über die Klinik des Kopfschmerzes. In: Kopfschmerz- larvierte Depression, hrsg. von H. H. Wieck, Schattauer, Stuttgart – New York 1975
3. Wieck, H. H. (Hrsg.): Kopfschmerz- larvierte Depression. Schattauer, Stuttgart – New York 1975

Differentialdiagnose der Polyneuropathien

K. Schimrigk

Die Vielfalt polyneuropathischer Syndrome, die von den burning feet bis zur vollständigen Lähmung der gesamten Skelettmuskulatur reicht und deren Verlaufsformen, die rasch aufsteigende und auch heute noch vereinzelt tödlich endende Landry-Paralyse ebenso einschließen, wie intermittierende oder über Jahre nur langsam fortschreitende oder stationäre Formen, macht es schwer, meinem Auftrag gerecht zu werden, in der gebotenen Kürze eine Differentialdiagnostik der Polyneuropathien darzustellen. Dies erfordert eben auch noch eine reichliche Zahl wahrscheinlicher und vermuteter Ursachen darzustellen und eine Reihe pathologisch-anatomischer zumeist unspezifischer Prozesse, die in den verschiedenen Kombinationen bei irgendeinem Patienten auftreten können.

Zahlreiche Klassifikationen, nach pathogenetischen oder morphologischen Gesichtspunkten aufgestellt, bieten Möglichkeiten zur Unterscheidung der Polyneuropathie-Formen an (11, 7, 2). In der Tat scheint das klinische Bild bei bekannter Ursache oft nahezu unverwechselbar. Hat man jedoch, wie wohl stets, lediglich die Symptome vor sich, so scheint eine Polyneuropathie der anderen zu gleichen. Rückschlüsse auf die Ursache ergeben sich dann allein aus einer peinlich genauen Anamneseerhebung und allenfalls aus nichtneurogenen Begleitsymptomen, wie z. B. der Lichtdermatose der Pellagra, den Mees'schen Streifen bei der Thalliumvergiftung, den Spider-Naevi beim Alkoholiker, dem Erythema migrans bei der Zeckenbiß-Infektion. Auch heute noch kann bei etwa ⅓ der Patienten, die ein Klinikum wegen einer Polyneuropathie aufsuchen, die Ursache auch unter Zuhilfenahme aller neurophysiologischen, histopathologischen und biochemischen Techniken nicht hinreichend aufgeklärt werden.

Vergegenwärtigen wir uns, auf welch verschiedene Weise die peripheren Nervenwurzeln und Nerven irritiert werden können, dann wird die Problematik einer Differentialdiagnose deutlich, daß nämlich trotz unterschiedlicher Ursache, die gleichen Krankheitsbilder resultieren bzw. bei ein und demselben Polyneuropathie-Syndrom sich die verschiedensten Symptome mischen können. Pathologische Prozesse, die sich, wie z. B. virale Infektionen, gegen die Vorderhorn- oder lateralen motorischen Zellen des Rückenmarkes richten, gegen die Ursprungszellen der dorsalen sensiblen Wurzeln oder die sympathischen und parasympathischen Ganglien äußern sich sekundär in einer Degeneration der Axone und Myelinscheiden der jeweiligen peripheren Nervenfortsätze dieser Zellen. Krankheiten, die die Oligodendroglia oder die Astrozyten in den ventralen und dorsalen Säulen des Rückenmarkes involvieren, in denen die Axone der Vorderhornzellen und der dorsalen Wurzeln liegen, können gleichermaßen die peripheren Nerven affizieren.

Ein Prozeß in den Leptomeningen und im Subarachnoidalraum kann die vorderen und hinteren Wurzeln, entsprechend ihrer Länge, in der sie durch den Liquorraum ziehen, erreichen. Die hinteren Wurzeln sind erfahrungsgemäß bei den Polyneuropathien häufiger und intensiver beeinträchtigt als die vorderen. Ob dies daran liegt, daß sie näher an der Liquorresorptionsfläche, den arachnoidalen Villi liegen und damit intensiver mit dem Liquor in Berührung kommen oder daran, daß ihre Gefäßversorgung dichter und ihr Stoffwechsel empfindlicher ist, ist noch unklar. Kürzlich von der Arbeitsgruppe um TOYKA vorgetragene Ergebnisse können darauf hinweisen, daß eine unterschiedliche Antigenstruktur verschiedener Nerven das klinische Bild prägen (12). Nervenwurzeln wurden mit

Liquor eines Polyneuritiskranken umspült und man sah, daß die Leitgeschwindigkeit rasch abnahm, allerdings nicht in allen Nervenfasern. Sie stieg wieder auf normale Werte an bei Umspülung mit normalem Liquor. Ähnliche Ergebnisse hatte die Gruppe um LOW (4), die Liquor von Patienten mit akuter idiopathischer Polyneuritis in den Ratten-Ischiadicus injizierte. Beide Versuchsanordnungen können eine spezifisch immunologisch bedingte Hemmung der Nervenleitung nahelegen. Die bei der Landry-Paralyse erfolgreich angewendete Plasmapherese spricht im gleichen Sinn (8, 9). Bisher ist jedoch die Isolierung eines spezifischen Antigens noch nicht gelungen.

Pathologische Prozesse, die das Bindegewebe betreffen, die sog. Kollagenosen, können die peripheren Nerven irritieren, die von Bindegewebshüllen eingeschlossen werden. Spezielle biochemische Prozesse können die metabolische Aktivität oder die starke Vaskularisation von Anteilen des peripheren Nervensystems, der dorsalen Wurzeln und des autonomen Nervensystems blockieren. Diffuse oder lokalisierte arterielle Erkrankungen ziehen die Nerven durch Stenosierung oder Obliteration der Vasa nervorum in Mitleidenschaft. Schädigende Agenzien können selektiv die Schwann'schen Zellen oder die Membranen der Myelinscheiden zerstören und eine demyelinisierende Erkrankung hervorrufen. Dabei bleiben die Axone zunächst intakt. Schließlich können auch das Axoplasma motorischer oder sensorischer Nerven oder die peripheren Endigungen und Rezeptoren affiziert werden, wie z. B. bei einer diabetischen Neuropathie.

In der Tat können wir einige Krankheiten aufführen, die auf einem der genannten Wege zu peripheren Nervenschädigungen führen. Z. B. wirkt das Diphtherie-Toxin direkt auf den Metabolismus der Schwann'schen Zellen über eine Synthesehemmung von Proteolipiden und basischem Myelinprotein (1). Der Markscheidenzerfall betrifft vorwiegend den intraduralen Nervenwurzelabschnitt, kann in schweren Fällen aber bis in die peripheren Endverzwei-

gungen reichen. Die Periarteriitis nodosa kann über Gefäßokklusionen zu Infarzierungen peripherer Nerven führen. Bei der Tabes dorsalis kann es zu einer Meningoradikulitis lumbosakraler Segmente kommen und hierdurch zu zusätzlichen periphernervösen Ausfällen. Arsen zerstört das Axoplasma sensorischer und motorischer Nerven dadurch, daß es Verbindungen mit reichlich vorhandenen Merkaptanen (Sulfhydrylgruppen) eingeht (13).
So sind verschiedenartige pathologische Vorgänge erkennbar, unter denen die Waller'sche Degeneration der wesentliche Prozeß ist. Dabei handelt es sich um eine segmentale Demyelinisierung und axonale Degeneration, die auch sekundär nach zunächst nur neuronaler Degeneration (dem sog. dying back) oder Atrophie eintreten kann und zum Untergang des nukleodistalen Nervenabschnittes führt. Für das bipolare sensible Neuron heißt das, daß auch der zentrale, im Rückenmark liegende Fortsatz degenerieren kann. Eine Regeneration ist nur bei intakter Ganglienzelle durch axonale Aussprossung und Proliferation der Schwann'schen Zellen möglich. Tatsächlich kann bei segmentaler Demyelinisierung die Wiederherstellung der Funktion sehr rasch gehen, weil das intakte Axon nur remyelinisiert werden muß im Bereich der nackten Segmente. Im Gegensatz dazu erfolgt die Regeneration nach Wallerscher Degeneration wesentlich langsamer, oft über Monate und Jahre, weil die Axone regenerieren und die peripheren Rezeptoren wiederfinden müssen. Man rechnet bekanntlich mit einem Millimeter pro Tag Wachstumsfortschritt. Das sind für ein mittleres Axon 2 bis 2½ Jahre.
Unterschiedliche pathologische Prozesse und deren Effekt auf das nervöse Parenchym, charakteristische neurologische Störungen und deren Topographie und Entwicklungsmodus sind die wesentlichsten Kriterien für die Differentialdiagnose der Polyneuropathien. Die morphologische Diagnostik hat oft schon dort ihre Grenzen, wo über den Nervus suralis und eine Muskelbiopsie hinaus Aussagen erforderlich sind. Wir haben, wie schon aufgefallen

sein dürfte, die Hautbiopsie herangezogen und glauben, hiermit in bestimmten Fällen zusätzliche Aussagen machen zu können. Sie hat den Vorteil, daß man das Gewebe dort untersuchen kann, wo die sensiblen Störungen sind. Sie hat den Nachteil, daß man mangels ausreichender regionaler Strukturkenntnisse kaum statistisch relevante Aussagen, etwa in Form von Histogrammen machen kann. An der Haut des Großzehenballens kann man z.B. eine deutliche Korrelation der Zahl der Tastkörper zur Empfindlichkeit für Vibrationsreize in Abhängigkeit vom Alter feststellen (10). So sind Vergleiche mit den Verhältnissen bei axonalen Neuropathien möglich.

Nur einige Beispiele seien angeführt, bei denen die histologische Untersuchung zur Differentialdiagnose beitragen kann: bei der akuten idiopathischen Polyneuritis und der infektiösen Mononukleose findet man Infiltrationen von Lymphozyten, Plasmazellen und anderen mononukleären Zellen nicht nur im Rückenmark, den sensorischen und sympathischen Ganglien, sondern auch im N. suralis und in Hautnerven mit einer oft perivenösen Lokalisation der Myelindestruktion.

Bei der Periarteriitis nodosa mit Polyneuropathie und der nekrotisierenden Panangiitis sind Verschlüsse und Infarkte in den Nerven die häufigsten Befunde, seltener Blutungen oder Gefäßrupturen.

Bei der Amyloidneuropathie sind die Einlagerungen von Fremdmaterial in den endoneuralen Bindegewebsschichten und in den Gefäßwänden und die erst sekundäre Affektion der Nerven durch Kompression oder Ischämie die diagnostische Grundlage.

Einige toxische Polyneuropathien sind assoziiert mit speziellen Axonschwellungen und einer Proliferation von Neurofilamenten. Andere Neuropathien (die paraneoplastische, die metabolische, die Porphyrie, die Arsen- und die urämische Polyneuropathie) sind topographisch symmetrisch angeordnet, untereinander aber histologisch nicht unterscheidbar.

Am wenigsten wissen wir über die familiären Typen der Polyneuropathien. Der zugrunde liegende Defekt ist nur bei wenigen genetisch determinierten Neuropathien bekannt und der Mechanismus, der im einzelnen den abnormen Veränderungen zugrunde liegt, ist bei den meisten unbekannt (5). Einen typischen Befund einer hereditären Neuropathie mit Drucklähmung fanden wir bei einem 22jährigen Mann mit rezidivierenden Lähmungen meist in den Armen nach Tragen schwerer Gegenstände, manchmal auch in einem Bein nach dem Nachtschlaf. Die Lähmungen dauern bis zu vier Wochen und gehen dann langsam zurück. Zwei seiner Geschwister leiden unter den gleichen Symptomen. Das elektronenmikroskopische Bild zeigte zahlreiche distendierte Myelinlamellen und sowohl unter- wie übermyelinierte Axone im N. suralis.

Unsere Thematik stellt uns vor allem vor zwei Probleme: 1. Die Existenz einer Erkrankung des peripheren Nervensystems festzustellen und 2. ihre Natur zu sichern und eine mögliche Therapie zu finden.

Wenn Muskelschwäche, Areflexie, Atrophie und sensible Störungen bestehen und sich auf mehrere Versorgungsgebiete von Nerven verteilen, ist dies nicht schwer. Die Neigung dieser Erkrankungen, die distalen Extremitäten mehr zu befallen als proximale Anteile und die Beine früher als die Arme, die häufige Aussparung des Rumpfes, das Fehlen von Sphinkterstörungen, das Vorhandensein von Erscheinungen, die möglicherweise das Betroffensein der größten und längsten Nerven reflektieren, sind ziemlich sichere Wegzeichen zur Diagnose einer Polyneuropathie.

Doch können zu dieser Zeit Schmerzen und Mißempfindungen das Hauptsymptom sein und andere subjektive und objektive Befunde dahinter zurücktreten und man wird an arterielle Durchblutungsstörungen, auch an einen Ergotismus denken. Oder die Erkrankung ist fast ausschließlich motorisch und erinnert an eine Myopathie, eine Motorendplattenerkrankung oder an eine Vorderhornzellkrankheit. Wiederum anders können nur Paraesthesien, eine Ataxie und Sensibilitätsverlust gefunden werden, so daß man an die Möglichkeit einer Erkrankung der Hinterhörner oder der Hinterstränge denkt, etwa an eine Tabes dorsalis oder eine Pseudotabes diabetica. Unter diesen Umständen müssen eine Anzahl von Laboratoriumsuntersuchungen erfolgen:

1. Biochemische Untersuchungen über metabolische oder toxische Ursachen, die eine Neuropathie produzieren können (Vitaminresorptionsteste B1, B6, B12, Folsäure, Transketoloaseaktivität, D-Xylose).

In der Tat sind Defizite bei Polyneuropathien und zentralnervösen Krankheiten häufig nachgewiesen worden. Die Deutung ist widersprüchlich. Erst kürzlich haben MEYER et al. (6) auf die fehlende Signifikanz an sich eindrucksvoller Befunde hingewiesen. Da wir aber über den wahren Zusammenhang von Vitaminresorption und Nervenkrankheiten noch zu wenig wissen, sollte auf solche Untersuchungen im Zweifelsfall nicht verzichtet werden.

2. Das Messen der Nervenleitgeschwindigkeit. Sie ist vermindert bei chronischen Nervenkrankheiten, nicht bei spinalen oder Muskelkrankheiten. Da die NLG von den schnellsten Fasern abhängt und bei axonalen Neuropathien zunächst normal sein kann, haben sich die sensibel evozierten Potentiale in der Diagnostik und Verlaufsbeobachtung von Polyneuropathien bewährt.

3. Die Elektromyographie, die es erlaubt, primäre Nerven- von Muskelkrankheiten zu unterscheiden.

4. Liquoruntersuchungen: Anstiege von Protein und spezielle Zellbefunde bei meningealen Erkrankungen, auch zur Aufdeckung einer Meningeosis carcinomatosa (3).

5. Die Nerven- und Muskelbiopsien und ggf. auch Hautbiopsien. Wenn man alle diese erreichbaren klinischen und labortechnischen Daten zusammennimmt und unser Wissen über den spontanen Verlauf solcher Erkrankungen, kann dies helfen, die Art einer Polyneuropathie aufzudekken und den richtigen therapeutischen Weg zu beschreiten.

Literatur:

1. Asbury, A. K.; Johnson, P. C.: Pathology of peripheral nerve. Verlag Saunders, Philadelphia 1978.
2. Birnberger, K.; Maurach, R.: Neurologische Manifestationen interner Erkrankungen. Urban & Schwarzenberg München – Wien – Baltimore 1981.
3. Dommasch, D.; Bogdahn, U.; Reuther, P.: Chronische Meningoenzephalitiden. In: Enzephalitis. Akute und chronische Entzündungen des Zentralnervensystems. Perimed Fachbuch-Verlagsgesellschaft mbH., Erlangen 172–178 (1982).
4. Low, P. A.; Schmelzer, J.; Dyck, P. J. and J. J. Kelly: Endoneurial effects of sera from patients with acute inflammatory polyradiculoneuropathy: Electrophysiologic studies on normal and demyelinated rat nerves. Neurology 32: 720–724 (1982).
5. Meier, C. and C. Moll: Hereditary neuropathy with liability to pressure palsies. J Neurol 228: 73–95 (1982).
6. Meyer, J. G.; Neundörfer, B.; Rethel, R.; Walker, G. and J. Bayerl: Über die Beziehungen zwischen alkoholischer Polyneuropathie und Vitamin B1, B12 und Folsäure. Der Nervenarzt 52: 329–332 (1981).
7. Neundörfer, B.: Differentialtypologie der Polyneuritiden und Polyneuropathien. Springer Verlag Heidelberg – New York 1973, Band X. Schriftenreihe Neurologie Serie 11.
8. Reuther, P.: Die Bedeutung der Plasmaaustauschbehandlung bei neuromuskulären Erkrankungen. In Druck: Fortschritte der Myologie, Band VII, 1984.
9. Rohkamm, R.; Reuther, P.; Krüger, H.: Plasmapherese und Guillain-Barré-Syndrom. In: Enzephalitis. Akute und chronische Entzündungen des Zentralnervensystems. Perimed Fachbuch-Verlagsgesellschaft mbH., Erlangen 188–194 (1982).
10. Schimrigk, K. and H. Rüttinger: The Touch Corpuscles of the Plantar surface of the Big Toe. Histological and Histometrical Investigations with Respect to Age. Eur. Neurol. 19: 49–60 (1980).
11. Sluga, E.: Polyneuropathien. Springer Verlag, Berlin – Heidelberg – New York 1974.
12. Toyka, K. V.: Immunologisch bedingte Degeneration und Funktionsstörung des peripheren Nervensystems. In Druck: In Fortschritte der Myologie, Band VII, 1984.
13. Vinken, P. J.; Bruyn, G. W.: Diseases of nerves. In: Handbook of clinical neurology, Amsterdam, North Holland Company 1970, Vol. 7 und 8.

Operative Möglichkeiten bei Engpaß-Syndromen

W. Duspiva

Als Engpaß-Syndrome peripherer Nerven oder als periphere Kompressionssyndrome bezeichnet man eine Gruppe von Krankheitsbildern, bei denen es spontan zu typischen progredienten Nervenausfällen kommt. Gemeinsam ist diesen Krankheitsbildern, daß an einzelnen Körperstellen der anatomisch vorgegebene Raum, den ein Nerv durchlaufen muß, aus verschiedenen Gründen plötzlich einmal zu eng werden kann. Voraussetzung scheint oft eine besondere individuelle Disposition zu sein. Dies gilt vor allem für das Karpaltunnelsyndrom. Bei den selteneren Kompressionssyndromen anderer peripherer Nerven finden sich dagegen meist erworbene Hindernisse, anatomische Normvarianten, Tumoren oder übermäßige Belastungen, durch die die Nerven an ohnehin bestehenden natürlichen Engpässen irritiert oder komprimiert werden.
Das häufigste Engpaß-Syndrom an der oberen Extremität und häufigste Engpaß-Syndrom überhaupt ist das Karpaltunnelsyndrom. Zunächst sollen nun am Beispiel des Karpaltunnelsyndroms Anatomie, Ätiologie, Symptomatik und Therapiemöglichkeiten ausführlicher dargestellt werden. Im folgenden werden dann auch einige seltenere Kompressionssyndrome beschrieben.
Zunächst also zur Anatomie im Karpaltunnel:
Handwurzelknochen und Karpalband begrenzen den Karpaltunnel, Sehnen, Sehnenscheiden und der Nervus medianus bilden seinen Inhalt. Die Ursache für das Engpaß-Syndrom des Nervus medianus liegt ganz allgemein in einer Diskrepanz zwischen dem Tunnel und seinem Inhalt.

Ursachen des Carpaltunnelsyndroms sind also:

A: Die Verminderung der Tunnelkapazität
- knöchern
- verdicktes Band
- extreme Gelenkstellung

B: Vermehrung des Tunnelinhaltes
- Tenosynovitiden
  - bakteriell
  - abakteriell
  - rheumatisch
- akut traumatisch
- posttraumatisch
- Tumoren
- Andere Ursachen (Gicht, Verkalkungen)

C: Idiopathisch (ohne erkennbare Ursache)

D: Bei Allgemeinveränderungen mit vermehrter Fett- und Ödembildung
- Fettsucht
- Schwangerschaft
- bei Neuropathien, die den Nerven empfindlicher machen sollen, z. B. bei Diabetes und anderem.

Frauen sind vom Karpaltunnelsyndrom etwas häufiger betroffen als Männer (nach Phalen etwa 67% Frauen).

Bei Kindern ist das Karpaltunnelsyndrom sehr selten. In ¼ bis der Hälfte der Fälle sind beide Hände betroffen.

Das Kardinalsymptom sind nächtliche und morgendliche Paraesthesien im Bereich des Nervus medianus. Häufig mit „Einschlafen“ und „Ameisenlaufen“ an der Kuppe des Mittelfingers beginnend. Weitere Symptome sind Kältegefühl und Schwitzen der Hand, Brennen, Schmerzen und Anschwellen der Hand mit Ausstrahlung in den Arm; schließlich Ungeschicklichkeit und Schwäche der Hand. Die Patienten können keinen feinen Gegenstand mehr aufheben.

Bei der Untersuchung können folgende objektive Befunde erhoben werden:

Druckschmerz über dem Karpaltunnel.

Positives Hoffmann-Tinel Zeichen über dem Handgelenk (70% nach Phalen).
Positiver Palmarflexionstest.
Positiver Dorsalflexionstest.
Sensibilitätsausfall (Ninhydrin-Test).
Positiver Tourniquet-Test.
Thenaratrophie.
Hydrokortison Test führt zur Besserung.
Verlängerte motorische und sensible Reizleitung.
EMG
Schwellung oder Deformierung proximal vom Handgelenk und schließlich Röntgenbefunde des Handgelenkes. Dabei sind Röntgenaufnahmen des Handgelenkes in 2 Ebenen wichtiger als die speziellen Karpaltunnelaufnahmen. Wir sehen doch eine Reihe von Skelettveränderungen, die ursächlich an der Entstehung des Karpaltunnelsyndroms beteiligt sind, zum Beispiel: Zustände nach Radiusfrakturen oder Navicularefrakturen.
Differentialdiagnostisch kommen Läsionen des Rückenmarkes, des Plexus brachialis, Systemerkrankungen und andere Engpaß-Syndrome des Nervus medianus in Frage.

Zur Therapie:
Nicht jedes Karpaltunnelsyndrom muß gleich operiert werden. Im Krankengut von Phalen wurden 40% der Patienten operiert. Leichte Formen sprechen auf konservative Maßnahmen an: Ruhigstellung und Injektion eines Korticosteroids um den Nerven herum können zur Besserung führen.
Bei schweren Fällen, bei denen die Beschwerden andauern oder zunehmen sowie bei Thenaratrophie ist nach unserer Ansicht die Operation angezeigt.
Der Eingriff wird von uns in Narkose und Blutleere durchgeführt. Ziel des Eingriffs ist: Das Karpalband zu durchtrennen, den Medianusnerv im Bereich des Tunnels ganz herauszulösen; der motorische Ast wird nach Möglichkeit dargestellt, besonders wenn eine Thenaratrophie

vorliegt, dabei müssen die Variationen des Abganges des motorischen Astes berücksichtigt werden. Fibröses Gewebe um den Nerven herum wird entfernt. Das Epineurium wird gespalten, diese Operationsschritte werden bei optischer Vergrößerung durchgeführt. Aus dem Ligamentum carpi transversum wird ein Streifen reseziert, die Sehne des Palmaris longus bleibt erhalten, abschließend führen wir eine einfache Hautnaht durch, das Ligament bleibt offen.
Bei posttraumatischen Veränderungen und Tumoren dehnen wir den Hautschnitt etwas zum Unterarm hin aus. An Operationsbefunden sehen wir meist eine Einschnürung und Abplattung des Nerven, charakteristisch ist auch eine „pseudoneuromartige Verdickung" des Nerves vor der Einschnürung. Relativ selten finden sich abnorme Knochenvorsprünge oder Tumoren als Ursache der Kompression.
Komplikationen sind bei dem vergleichsweise kleinen Eingriff selten. Eine Verletzung des Nerves ist theoretisch möglich, Haematome und Wundheilungsstörungen sind selten. Keloidbildungen im Bereich der Narbe können einmal auftreten. Eine schwerwiegende Komplikation ist die Sudeck'sche Dystrophie, sie kann bei allen Eingriffen an der Hand auftreten und zu Dauerschäden führen.

Ergebnisse:
Der Operationserfolg ist bei richtiger Indikation fast immer gut. Die Schmerzen und die Sensibilitätsstörungen verschwinden meist sofort, die motorischen Ausfälle bilden sich erst allmählich zurück. Bei lang bestehenden Paresen verbleiben Defekte.

Weitere Engpaß-Syndrome:
Neben dem Karpaltunnelsyndrom gibt es am Nervus medianus noch weitere seltenere Engpaß-Syndrome:
Einmal das Pronatorsyndrom und dann das sehr seltene Nervus interosseus anterior Syndrom.
Beim Pronatorsyndrom kann der Nerv durch Druck,

Trauma oder Muskelhypertrophie im Bereich des Unterarmes beeinträchtigt werden. Die Beschwerden bestehen im Bereich des ganzen Medianusinnervierten Bezirkes an Unterarm und Hand und können durch Druck mit dem Finger auf die Engpaß-Stelle ausgelöst werden. Therapeutisch kommen Corticoid-Injektionen, bei Erfolglosigkeit der konservativen Therapie die operative Freilegung in Frage.
Der Nervus interosseus anterior entspringt distal vom Ellenbogen aus dem Nervus medianus. Er versorgt motorisch den radialen Anteil der Fingerbeuger. Bis heute sind nur etwa 40 Fälle beschrieben, ursächlich kommen Vernarbungen nach Unterarmfrakturen oder Strangbildungen in Frage. Die Beschwerden sind charakteristisch: Durch Lähmung der radialen Fingerbeuger haben die Patienten einen sehr schwachen Spitzgriff, sie können beim Spitzgriff kein O mehr bilden zwischen Daumen und Zeigefinger.
Therapeutisch wird bei Versagen einer konservativen Behandlung nach 6–8 Wochen die operative Freilegung empfohlen.
Das zweithäufigste Kompressionssyndrom ist das Sulcus-ulnaris-Syndrom. Der Nervus ulnaris verläuft am Ellenbogen in einer Rinne um den Epicondylus medialis. Hier ist er vor allem Druck und Traumen ausgesetzt.
Charakteristisch sind die Spätlähmungen nach Frakturen und Drucklähmungen z. B. bei Bettlägerigkeit. Die Spätlähmungen treten oft erst 20 Jahre und mehr nach der Fraktur auf. Paraesthesien im Nervus ulnaris-Gebiet, später Hypo- und Anaesthesie, Atrophie des Kleinfingerballens, eingefallene Intermetacarpalräume und schließlich ein hakenartig gekrümmter Kleinfinger sind die auffälligsten Erscheinungen. Die Atrophie der kleinen Handmuskeln läßt sich in einer Reihe von Tests nachweisen. Elektrophysiologisch kann der Ort der Schädigung festgestellt werden. Der Lokalbefund am Ellenbogen zeigt oft Verdikkungen der Knochenkontur oder Verdickungen des Ner-

ves. Das Röntgenbild gibt Auskunft über posttraumatische Veränderungen, wie Verdickung des Epicondylus medialis oder abgesprengte Knochenfragmente.
Therapeutisch kann manchmal ein Wechsel der Tätigkeit die Symptome zum Verschwinden bringen, meist muß man jedoch mit einem Fortschreiten der Erscheinungen rechnen – insbesondere bei den Spätlähmungen – so daß man sich frühzeitig zum operativen Vorgehen entschließen sollte.
An Operationsmethoden stehen zur Verfügung:
Die einfache Neurolyse,
die Epicondylektomie – heute weitgehend verlassen – sowie die vordere Verlagerung nach subcutan oder submuskulär.
Wir verwenden meist die Ventralverlagerung mit Subcutanverlagerung des Nerves. Die submuskuläre Verlagerung bedarf einer längeren Ruhigstellung nach Refixation der Muskulatur.
Außer am Ellenbogen wird der Nervus ulnaris auch im Bereich des Handgelenkes in der „Loge de Guyon" Druck und Traumen ausgesetzt.
Ätiologisch kommen Druckschäden als
Krückenlähmung,
Radfahrerparese,
Arbeitsparese,
neben Traumen, Tumoren und anderen Ursachen vor.
Der Ramus superficialis und der Ramus profundus des Nervus ulnaris können auch einzeln betroffen sein.
Im Unterschied zum Karpaltunnelsyndrom können Tenosynovitiden nicht Ursache des Guyon-Logen-Syndroms sein, da es hier keine Sehnen gibt.
Bei Neuropathien, die auf ein einmaliges Trauma zurückgehen, wirken Hydrocortison-Injektionen auch kurativ. Bei einem chronischen Trauma kann die Vermeidung der schädlichen Einwirkung zum Rückgang der Parese führen. Ansonsten gilt auch hier die zunehmende oder über 8 Wochen fortbestehende Parese als Operationsindikation.

Kompressionsneuropathien der Fingernerven können im Intermetacarpaltunnel zustandekommen.
Ursache sind Traumen oder Raumforderungen. Die Patienten klagen über brennende Schmerzen in einem oder mehreren Fingern. Hyperextension des Fingers verstärkt die Beschwerden. Operative Freilegung kann die Erscheinungen beseitigen.
Am Nervus radialis sind 2 Regionen besonders Druck und Schädigungen ausgesetzt: Einmal im Sulcus nervi radialis und Hiatus nervi radialis am Oberarm, wo der Nerv sowohl bei konservativ behandelten Oberarmfrakturen durch Callusmassen, als auch bei operativ versorgten Frakturen durch Vernarbungen und Implantate beeinträchtigt werden kann – und zweitens im Bereich des Epicondylus radialis und unter dem Musculus supinator. Hier sind je nach Lokalisation der Schädigung verschiedene Schmerzerscheinungen und Paresen möglich. Die Sensibilitätsstörungen fallen im Nervus radialis Gebiet weniger auf. Durch den „Mittelfinger-Test" nach Wilhelm läßt sich bei passiver Streckung des 3. Fingers bisweilen ein Schmerz im Ellenbogen auslösen. Ansonsten kann man durch äußeren Druck auf den Nervenverlauf den Schmerz provozieren. Bei Versagen einer konservativen Therapie wird der Nerv freigelegt und neurolysiert.
Neben diesen Engpaß-Syndromen der 3 Armnerven kennen wir noch die Plexus-brachialis-Irritation, an die auch differentialdiagnostisch immer gedacht werden sollte:
Skalenussyndrom,
Halsrippensyndrom und
Kostoclavicularsyndrom.
Neben diesen anatomischen Anomalien können Tumoren, wie der Pancoast-Tumor und Traumen zur Einengung des Plexus zwischen Scalenus-Ansätzen, Rippen und Clavikula führen.
Wir sehen besonders posttraumatische Zustände mit Vernarbungen, überschießender Callusbildung, Knochenfragmenten und Gefäßaneurysmen.

Neben dem neurologischen Befund sind Röntgenaufnahmen, in jüngster Zeit auch Computertomogramme der Schulterregion wichtig für Diagnostik und Abwägen der operativen Möglichkeiten. Bei anatomischen Anomalien und posttraumatischen Deformitäten sollte, wenn keine spontane Besserung eintritt, operativ vorgegangen werden.

Seltener als an der oberen Extremität sind Engpaß-Syndrome an der unteren Extremität.

Erwähnen will ich hier die „Meralgia paraesthetica". Hierbei handelt es sich um eine Irritation des Nervus cutaneus femoris lateralis unter dem Leistenband.

Anterolateral am Oberschenkel bestehen Sensibilitätsstörungen verbunden mit äußerst lästigen Schmerzen in diesem Gebiet. Bei Versagen der konservativen Therapie wird der Nerv neurolysiert, bei anhaltenden Beschwerden kann man ihn auch in der Tiefe resezieren.

Posttraumatisch finden wir narbige Einengungen des Nervus peronaeus am Wadenbeinköpfchen, seltener sind intraneurale Ganglien in diesem Bereich. Die typischen Erscheinungen einer Peronaeuslähmung sind ja bekannt.

Wichtig und wahrscheinlich noch zu selten diagnostiziert ist das Tarsaltunnelsyndrom.

Es beruht auf einer Einengung des Nervus tibialis hinter dem Innenknöchel unter dem Ligamentum laciniatum.

Ursache können sein: Haematome, Narben, aber auch Ganglien und Ödeme.

An Beschwerden werden angegeben: Hypaesthesien an der Fußsohle und sehr lästige Paraesthesien mit „Kribbeln" und „Eingeschlafensein".

Nach erfolglosem konservativem Behandlungsversuch wird die Neurolyse durchgeführt.

Gerade auf dem Gebiet der Engpaß-Syndrome ist die Zusammenarbeit zwischen den Fachgebieten besonders wichtig:

Der Allgemeinarzt oder Internist kann bei diesen Patienten die charakteristischen Beschwerden entdecken, der

Neurologe den Ort der Schädigung lokalisieren und dann geeignete Fälle dem Chirurgen zuführen. Es handelt sich zwar nur um kleine Nervenäste, die irgendwo auf ihrem Weg beeinträchtigt sind, aber die Beschwerden sind oft erheblich und es gibt kaum dankbarere Patienten, als diese mit Nervenkompression, wenn es gelingt, sie von ihren Schmerzen zu befreien.

Literatur:

1. Phalen, G. S.: The carpal-tunnel-syndrome. J. Bone Jt. Surg 48-A (1966) 211
2. Phalen, G. S., J. I. Kendrick: Compression-neuropathy of the median nerve in the carpal tunnel J. Amer. med. Ass. 164 (1957) 524

Ätiologische Faktoren bei der Parkinsonschen Krankheit und der Demenz vom Alzheimer-Typ

C. G. Gottfries und W. Lehmann

Die Parkinsonsche Krankheit (PD) ist eine der die späteren Lebensphasen dominierenden neuropsychiatrischen Erkrankungen. Die Inzidenz wird mit ca. 1% aller Menschen über 50 Jahren angegeben (Dupont, 1980).

Eine weitere häufige Erkrankung des höheren Lebensalters ist die Demenz vom Alzheimer-Typ (AD/SDAT). Diese umfaßt sowohl die Erkrankung, die ursprünglich von Alzheimer beschrieben wurde, nämlich die präsenile Alzheimersche Krankheit (AD) als auch die primäre degenerative Demenz, die nach dem 65. Lebensjahr auftritt und Alzheimer-Symptome aufweist. Diese letztere Erkrankung wird üblicherweise senile Demenz genannt, bzw. – wenn Alzheimer-Symptome vorliegen – nennt man sie senile Demenz vom Alzheimer-Typ (SDAT) (Abb. 2). Insgesamt wird angegeben, daß eine Demenz bei 5–6% aller Menschen über 65 Jahren vorliegt (Adolfsson et al., 1981). Es besteht dabei eine eindeutige Altersrelation, d.h. knapp 1% der 65- bis 70jährigen sind dement, wohingegen bei fast der Hälfte der 95jährigen eine Demenz festgestellt werden kann (Abb. 3) (Gottfries, 1982). Es kann angenommen werden, daß AD/SDAT ungefähr 50–60% aller dementen Erkrankungen ausmachen (Terry und Katzman, 1983).

In diesem Zusammenhang ist es auch von Interesse, darauf hinzuweisen, daß der normale Alterungsprozeß – insbesondere im höheren Lebensalter – sowohl psychische als auch neurologische Störungen mit sich bringt, die den Symptomen ähneln, die man bei der AD/SDAT und PD sieht.

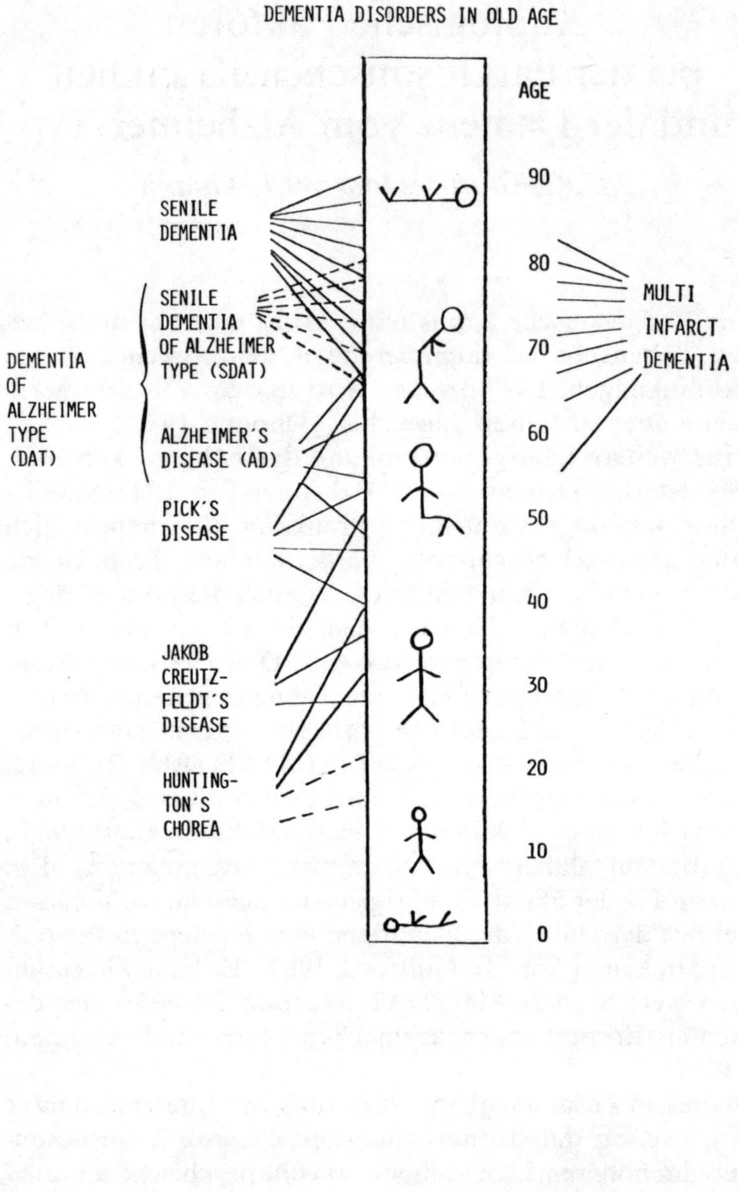

Abb. 2. Demenzerkrankungen im höheren Alter.

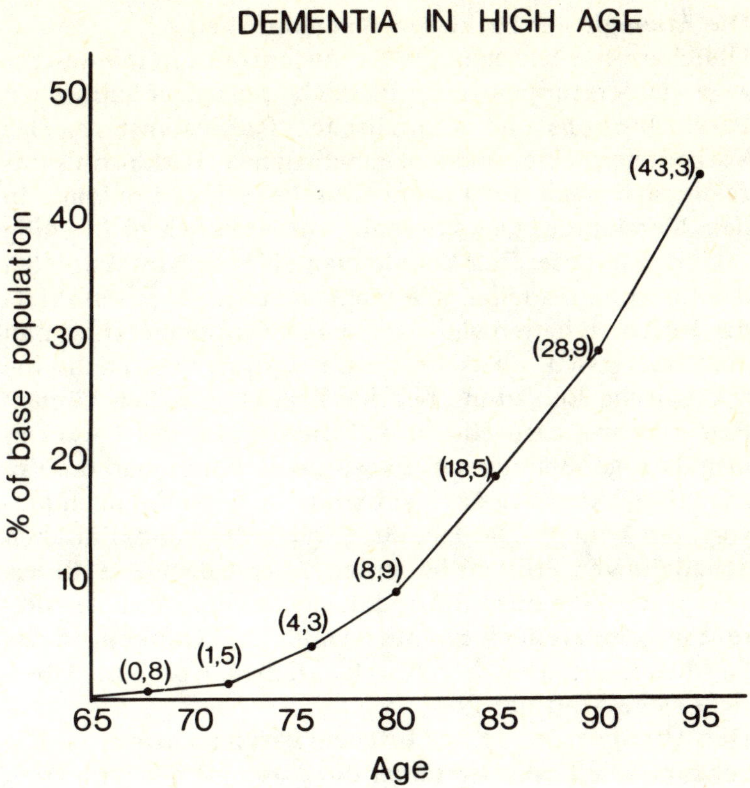

Abb. 3. Frequenz von Demenzen in Instituten in Beziehung relativiert zum Alter. Die Frequenz ist in Prozent der totalen Population über 65 Jahre angegeben.

Die Ätiologie der Parkinsonschen Krankheit

Üblicherweise teilt man die Parkinsonismus in mindestens zwei Untergruppen ein, nämlich postenzephalitischen Parkinsonismus und idiopatischen Parkinsonismus. Das Vorkommen eines postenzephalitischen Parkinsonismus zeigte sich nach der Enzephalitis lethargica-Epidemie in den 20er Jahren. Die Ätiolögie wurde jedoch nicht völlig geklärt. Zu dieser Zeit konnte man eine Virusinfektion bei der Enzephalitis lethargica nicht sicher nachweisen. Viele der Patienten hatten gleichzeitig eine Grippeinfektion und man fragte sich, ob vielleicht das Grippevirus auch eine ätiologische Bedeutung bei der Krankheit haben könnte. Bemerkenswert ist jedoch, daß diese Form des Parkinsonismus abgenommen hat. Es wurde vermutet, daß die Enzephalitis lethargica auch subklinische Schädigungen hervorrufen könnte. Die Patienten, die solche subklinischen Schädigungen erlitten, hätten eine verschlechterte Reservekapazität, die dazu führt, daß sowohl der normale Alterungsprozeß als auch eventuelle andere Erkrankungen das Parkinson-Syndrom hervortreten ließen (für eine Übersicht siehe Martilla, 1980).

Die Ätiologie des idiopathischen Parkinsonismus ist unbekannt. Die Diskussion über die Ätiologie der Krankheit umfaßt eine Reihe von verschiedenen Aspekten.

Arteriosklerosis cerebri

Früher hat man die Hirnarteriosklerose mit gewissen Formen der PD in Verbindung gebracht. Spätere Untersuchungen stellten jedoch einen Zusammenhang in Frage. Bei Untersuchungen, in denen man das Vorkommen klinischer Manifestationen der Arteriosklerose sowohl bei Patienten mit PD als auch bei Kontrollgruppen untersucht hat, ließen sich keine signifikanten Unterschiede nachweisen.

Toxine

Parkinsonismus ist auch nach Vergiftungen beschrieben worden. Vergiftungen mit z. B. Mangan, Lithium und Kohlenoxyd sollen zu Parkinson-ähnlichen Symptomen führen. Auch die Exposition mit organischen Lösungsmitteln wie z. B. Schwefelkohlenstoff und Methanol soll Parkinsonismus hervorrufen können. Es ist weiterhin bekannt, daß die Behandlung mit psychotropen Mitteln vom Typ der Neuroleptika zu Parkinsonismus führen kann. Da jedoch Berichte über Parkinsonismus nach Vergiftungen des eben beschriebenen Typs sehr selten sind und da offensichtlich der Parkinsonismus, den man nach Arzneimitteln sieht, von einer anderen Art ist, als das Bild der idiopathischen Parkinsonismus, ist es unwahrscheinlich, daß toxische Produkte der oben beschriebenen Art bei der Ätiologie des idiopathischen Parkinson von großer Bedeutung sein sollten. Natürlich besteht trotzdem die Möglichkeit, daß ein anderes, bislang unbekanntes toxisches Produkt den Dopaminstoffwechsel im nigrostriatalen System stören und die Parkinsonismus hervorrufen kann.

Infektionen

Da man angenommen hat, daß die PD im Gefolge einer Enzephalitis lethargica eine Virusgenese hat, liegt es nahe, anzunehmen, daß auch idiopathischer Parkinson durch eine Infektion hervorgerufen sein kann. Es gibt Untersuchungen, die darauf hinweisen, daß Patienten mit idiopathischem Parkinson hohe Antikörpertiter gegen Herpes-simplex-Virus haben. Für eine lokale Produktion von Herpes-simplex-Antikörpern im Gehirn gibt es jedoch keinen Hinweis. Es dürfte z. Zt. zu früh sein, Herpes simplex als einen ätiologischen Faktor bei der PD anzunehmen.
Tierexperimentelle Studien haben gezeigt, daß Virusinfektionen, insbesondere Enzephalitiden, die durch Herpes-simplex-Virus hervorgerufen werden, den Dopamin-Stoffwechsel ernsthaft beeinträchtigen können. Im Zusammenhang mit solchen Virusinfektionen steigt die Konzentra-

tion der Homovanillinsäure (HVA) stark an, welches auf eine erhöhte Dopaminfreisetzung deutet (Lycke und Roos, 1972).

Autoimmune Mechanismen

Hypothesen, daß autoimmune Prozesse eine ätiologische Bedeutung haben könnten, sind ebenfalls geäußert worden (Husby et al., 1977). Auch Pouplard et al. (1979) konnten Antikörper gegen neuronales Gewebe bei Patienten mit der PD nachweisen. Weitere Untersuchungen sind noch notwendig, bevor eine entscheidende Beteiligung autoimmuner Prozesse bei der Ätiologie der PD akzeptiert werden kann.

Genetische Faktoren

Da es offensichtlich ist, daß die PD in gewissen Familien gehäuft auftritt, kann man annehmen, daß genetische Faktoren eine Bedeutung haben. Auf der anderen Seite hat man keine Unterschiede zwischen der Form, die in gewissen Familien auftritt und den Fällen, in denen die Krankheit sporadisch auftritt, nachweisen können. Die Bedeutung der genetischen Faktoren ist daher weiterhin unklar.

Vorzeitiges Altern

Es gibt Ähnlichkeiten der biochemischen Veränderungen im Gehirn sowohl bei der PD als auch beim normalen Alterungsprozeß. In gleicher Weise gibt es Ähnlichkeiten zwischen neurologischen Störungen im hohen Alter und der Parkinson-Symptomatologie. Man kann sich daher fragen, ob ein normaler oder vielleicht auch ein beschleunigter Alterungsprozeß eine zusätzliche ätiologische Bedeutung für die Entstehung der Krankheit hat.

Metabolische Störungen

Man hat angenommen, daß eine allgemeine Störung des Dopamin-Stoffwechsels die Krankheit erklären könne. Durchgeführte Untersuchungen haben jedoch gezeigt, daß es sich nicht um eine generelle metabolische Störung handeln kann (Fahn und Duffy, 1977), die Veränderungen sind nur auf das Gehirn beschränkt. Es gibt Annahmen, daß die metabolische Störung aus einem gestörten Aminosäurentransport vom Blut ins Gehirn bestehe, welches wiederum zu einer verminderten Synthese von u.a. Dopamin führt. Man hat auch angenommen, daß es Defekte in den vor allem Monoamine synthetisierenden Enzymsystemen gibt. Z. Zt. liegen jedoch keine eindeutigen Resultate vor, die einen solchen primären metabolischen Defekt widerspiegeln.

Ätiologische Gesichtspunkte bei der Alzheimer Demenz / senilen Demenz vom Alzheimer Typ

Ähnlichkeiten zwischen der AD/SDAT und der PD gibt es auch in Bezug auf ätiologische Hypothesen.

Arteriosclerosis cerebri

Früher sah man die Hirnarteriosklerose als eine Ursache für die meisten Formen der Demenz an. Es ist auch sicher, daß sich im höheren Alter eine erhöhte Menge atheromatöser Plaques in den Hirngefäßen findet. Seit einiger Zeit weiß man jedoch, daß die Demenz im Gefolge einer Arteriosclerosis cerebri dadurch hervorgerufen wird, daß sich Infarkte bilden. Diese Form der Demenz wird daher Multiinfarkt-Demenz genannt (MID). Sie sollte von der, die als AD/SDAT bezeichnet wird, unterschieden werden. Weiterhin haben die Neuropathologen eine sogenannte „mixed group" beschrieben. Diese besteht aus Patienten, die sowohl AD-Läsionen als auch Multiinfarkte aufweisen.

Störungen des Aluminiumstoffwechsels bei der Alzheimer Demenz

Ebenso wie bei der PD gibt es bei der AD/SDAT Vermutungen, daß toxische Produkte zu einer Degeneration des Hirngewebes führen können. Aluminium kann am Hirn gewisser Tiere morphologische Veränderungen verursachen, die an die erinnern, die man bei der AD/SDAT sieht. Nach interessanten Hypothesen aus Kanada liegt bei der Krankheit ein pathologischer Aluminiumstoffwechsel vor (Crapper et al., 1973). Markesberry et al. (1981) haben gefunden, daß der Aluminiumgehalt des Gehirns mit zunehmendem Alter steigt, haben jedoch keine erhöhten Mengen im Gehirn von Patienten mit AD/SDAT nachweisen können.

Virus
Angeregt von der interessanten Erforschung der Jakob Kreuzfeld'schen Krankheit hat man auch eine Virusgenese der AD/SDAT in Erwägung gezogen. Z. Zt. gibt es jedoch keine sicheren Resultate, die auf eine Virusgenese hinweisen. Gewisse Anhaltspunkte kamen von Untersuchungen von Traub et al. (1977), in denen man durch Inokulation einen familiären Fall einer AD/SDAT auf Primaten übertragen konnte. Weitere Inokulationsversuche sind jedoch später völlig mißglückt.

Autoimmune Mechanismen
Wie bei vielen anderen Krankheiten hat man natürlich auch autoimmune Mechanismen als Ursache der AD/SDAT diskutiert. Es gibt jedoch keine sicheren direkten Beweise für die Richtigkeit dieser Hypothese. Es findet sich jedoch Amyloid im Gehirn. Nach Untersuchungen von Bucht (1983) sind Immunglobulin und Albumin sowohl im Serum als auch im Liquor cerebrospinalis bei Patienten mit AD/SDAT und Multiinfarkt-Demenz verändert. Nach diesem Verfasser liegt eine weniger dichte Blut-Hirnschranke bei der AD/SDAT vor, weiterhin auch Hinweise dafür, daß im zentralen Nervensystem dieser Patienten Immunglobulin verbraucht wird.

Genetische Faktoren
Das familiäre Vorkommen der AD/SDAT ist wohlbekannt und ein autosomal dominanter Erbgang ist über mehrere Generationen berichtet worden. Dessen ungeachtet gibt es aber auch sporadische Fälle der Erkrankung

und diese sind sogar in der Mehrzahl. Larsson et al. (1963) gaben an, daß ein für die Krankheit disponierendes autosomal dominantes Gen mit einer Penetration bis zu 40% im 9. Lebensjahrzehnt nachgewiesen werden konnte. Bei einer Untersuchung an Zwillingen fand Kallmann (1956) eine 42,8%ige Konkordanz bei eineiigen Zwillingen und eine 8,9%ige Konkordanz bei zweieiigen Zwillingen mit dieser Krankheit. Offensichtlich haben also genetische Faktoren eine Bedeutung.
Auch Chromosomenaberrationen sind beschrieben worden. „Acenteric fragments", d.h. Chromosomen ohne sichtbares Zentromer, finden sich bei 90% aller Patienten nach Bucht (1983). Hier sollte man auch darauf hinweisen, daß Patienten mit Down-Syndrom, die älter als 30 Jahre werden, ebenfalls morphologische und biochemische Veränderungen wie bei der AD/SDAT entwickeln.

Vorzeitiges Altern
Die auffallenden Ähnlichkeiten, die sich bezüglich morphologischer und biochemischer Veränderungen bei normalem Altern und bei der AD/SDAT finden, berechtigen dazu, die Bedeutung des normalen Alterungsprozesses für diese Krankheit zu diskutieren. Es bestehen ja auch große differentialdiagnostische Schwierigkeiten, die spät auftretende senile Demenz von der Altersdemenz zu unterscheiden.

Metabolische Störungen
Es gibt verschiedene Faktoren, die darauf hinweisen, daß die AD/SDAT eine Krankheit ist, die nicht nur auf das ZNS beschränkt ist, sondern mehr generell besteht. So gibt es Forschungsresultate, die zeigen, daß Diabetes mellitus mit der AD/SDAT nicht zusammen existiert.
Patienten mit dieser Krankheit haben einen veränderten Kohlenhydratstoffwechsel mit niedrigeren Nüchternblutzuckerwerten als normal. Sie haben eine erhöhte Glukose-

toleranz und höhere Insulinkonzentrationen nach oraler Glukosebelastung (Bucht, 1983). Es ist weiterhin gezeigt worden, daß die Aktivität der Monoaminoxydase-B (MAO-B), die mit steigendem Alter zunimmt, im Gehirngewebe von Patienten mit AD/SDAT noch mehr erhöht ist (Adolfsson et al., 1980). Dasselbe Enzym liegt ja auch in Thrombozyten vor und ist bei diesen Patienten hier ebenfalls erhöht. Die wesentlichen metabolischen Störungen bei dieser Krankheit sind natürlich im ZNS lokalisiert.

Pathogenese der Parkinsonschen Krankheit und der Alzheimer Demenz

Die Erforschung der Pathophysologie der PD und AD/SDAT war insbesondere während der letzten Jahrzehnte sehr intensiv und hat interessante Ergebnisse hervorgebracht. Die Neuropathologen haben die morphologischen Veränderungen, die man bei den beiden Krankheiten findet, beschrieben (Abb. 4). Von besonderem Interesse ist, daß man bei der PD nicht denselben Grad von Hirnatrophie sieht wie bei der AD/SDAT. Ein Zellverlust liegt zwar vor, jedoch hat dieser eine andere Lokalisation als der Zelluntergang, den man bei der vorgenannten Krankheit sieht. Vor allem sieht man Veränderungen in den melaninhaltigen Gebieten des Hirnstammes. Die Melaninpigmentierung in der Substantia nigra verschwindet, ein Zellverlust findet sich sowohl in der Substantia nigra, dem Locus coeruleus als auch in den dorsalen motorischen Kernen des Vagus. Atrophien können auch in anderen Gebieten vorliegen, sind dort aber weniger deutlich.

Bei der AD/SDAT liegt dagegen eine deutliche und auf gewisse Gebiete lokalisierte Atrophie vor. Bei dieser Krankheit findet sich in gewissen Gebieten auch ein Neuronenuntergang. Die deutlichsten Veränderungen bei der AD/SDAT sind jedoch das Vorkommen seniler Plaques und das Neurofibrillen-Phänomen. Bei der PD kann man zwar auch eine erhöhte Menge seniler Plaques und Fibrillenphänomene sehen im Vergleich zu gesunden Kontroll-

MOPRPHOLOGICAL CHANGES IN NORMAL AGING (A), DEMENTIA OF ALZHEIMER TYPE (AD/SDAT) AND PARKINSONISM (PD)

	A	AD/SDAT	PD
ATROPHY	+	++	+
CELL LOSS	+	++	+
LIPOCHROMES	+	+	+
GRANULAE VACUOLAR CHANGES	(+)	+	(+)
CYTOPLASMIC INCLUSION BODIES (LEWY)	(+)	(+)	++
SENILE PLAQUES	+	+++	++
NEUROFIBRILLARY CHANGES (PAIRED HELICAL FILAMENTS PHF)	+	+++	++
AMYLOID ANGIOPATHY		+	
HIRANO BODY		+	+*

*AT GUAM-PARKINSON DEMENTIA

Abb. 4. Die morphologischen Veränderungen, die beim normalen Alterungsprozeß (A), bei Demenz vom Alzheimer Typ (AD/SDAT) und bei der Parkinsonschen Krankheit (PD) zu finden sind.

gruppen gleichen Alters. Diese Schädigungen vom Alzheimer Typ finden sich jedoch in wesentlich höherem Grade bei der AD/SDAT. Ein charakteristischer morphologischer Befund bei der PD sind auch die sogenannten zytoplasmatischen Einschluß-Körper (Lewy-Körper). Diese Veränderung sieht man nicht oder höchst selten beim normalen Altern oder bei der AD/SDAT.

Die biochemischen Veränderungen, die man bei der PD und der AD/SDAT beobachtet hat, vor allem bei postmortalen Untersuchungen des menschlichen Gehirns, zeigen ebenfalls ein charakteristisches Muster. Eine Aufstellung der biochemischen Veränderungen bei der PD und der AD/SDAT zeigt Abb. 5. Wohlbekannt sind die Veränderungen im Dopamin-System bei der PD. Es liegen deutlich erniedrigte Konzentrationen sowohl der aktiven Transmittersubstanz als auch des Hauptmetaboliten Homovanillinsäure (HVA) vor. Auch die synthetisierenden Enzymsysteme haben eine herabgesetzte Aktivität. Man kann annehmen, daß hauptsächlich das nigrostriatale dopaminerge System geschädigt ist, aber es gibt auch Hinweise darauf, daß die übrigen Dopamin-Systeme im Gehirn eine reduzierte Aktivität besitzen.

Bei der PD werden auch erniedrigte Konzentrationen von 5-Hydroxytryptamin (5-HT) und 5-Hydroxyindolessigsäure (5-HIAA) gefunden. Von Interesse ist auch, daß die Noradrenalin (NA-)Konzentration in gewissen noradrenergen Gebieten, die von Zellkernen des Locus coeruleus versorgt werden, vermindert ist. (Für eine Übersicht siehe Rinne et al., 1980.)

Die biochemischen Veränderungen, die man bei der AD/SDAT sehen kann, sind Veränderungen des Azetylcholinmetabolismus, welchem man in Großbritannien und in den USA große Bedeutung beigemessen hat (für eine Übersicht siehe Terry und Katzmann, 1983). Kühne Hypothesen sind formuliert worden, nach denen man Änderungen im Azetylcholinstoffwechsel entscheidende Bedeutung für diese Krankheit beigemessen hat.

BIOCHEMICAL CHANGES IN NORMAL AGING (A), DEMENTIA OF ALZHEIMER TYPE (AD/SDAT) AND PARKINSON'S DISEASE (PD)

		A	AD/SDAT	PD
	CAT	↓	↓ ↓	
AcH	CHE	↓	↓ ↓	
	RECEPTORS	↓		
	5-HT	↓	↓ ↓	↓ ↓
5-HT	5-HIAA	↓	↓	↓ ↓
	RECEPTORS			
	MAO	↑	↑ ↑	
	NA	↓		
NA	MHPG		↓ ↓	↓
	DBH		↑ ↓	
	DA	↓	↓ ↓	↓↓↓
	HVA	↓	↓ ↓	↓↓↓
DA	RECEPTORS			↓ ↑
	DDC	↓	↓ ↓	↓ ↓
	TH	↓	↓ ↓	↓ ↓
	GAD	↓	↓	
GABA	GABA		↓	↓
	RECEPTORS			↓
	SOMATOSTATIN		↓	↓ ↓
	SUBSTANCE P		↓	

Abb. 5. Die biochemischen Veränderungen, die man bei dem normalen Alterungsprozeß (A), bei Demenz von Alzheimer Typ (AD/SDAT) und bei Parkinsonismus (PD) findet.

Von schwedischer Seite (für eine Übersicht siehe Gottfries et al., 1980) sind aber auch Störungen in monoaminergen Systemen berichtet worden. Es gibt deutliche Störungen in den 5-HT, NA- und DA-Systemen. Auch die Aktivität der Glutaminsäuredekarboxylase (GAT) und die Konzentration der Gammaaminobuttersäure (GABA) sind bei der AD/SDAT vermindert. Während der letzten Jahre sind auch verminderte Konzentrationen an Somatostatin und der Substanz P bei der AD/SDAT beschrieben worden. Die am stärksten ausgeprägten Veränderungen findet man bei denen, die ein frühes Erkrankungsalter aufweisen. Das aktive Amin liegt in herabgesetzter Konzentration im Gehirn vor, wohingegen der Endmetabolit nicht reduziert ist. Ganz im Gegenteil kann der Endmetabolit des NA-Stoffwechsels in erhöhten Konzentrationen vorkommen (Gottfries, 1983). Diese Ergebnisse sprechen dafür, daß es zum Zeitpunkt des Todes immer noch Neurone sowohl im 5-HT-, im NA- als auch im DA-System gibt, die vermutlich durch erhöhte Freisetzung den Neuronenverlust zu kompensieren versuchen.
Ein interessantes Ergebnis ist, daß die MAO-B-Aktivität beim normalen Alterungsprozeß erhöht ist und bei der AD/SDAT noch darüber hinaus (Adolfsson et al., 1980). Diese Tatsache könnte man so deuten, daß MAO-A und MAO-B sich in verschiedenen Zellpopulationen befinden. Wenn man annimmt, daß sich die MAO-B hauptsächlich im extraneuronalen Gewebe befindet, ließen sich diese Ergebnisse durch eine Gliose erklären. Levitt et al. (1982) haben immunzytochemisch nachweisen können, daß die MAO-B in den Astrozyten und im 5-HT-Neuron vorkommt.

Therapeutische Aspekte

Die Substitution des Dopamindefizits durch L-Dopa und die spätere Verbesserung dieses therapeutischen Prinzips durch die Entwicklung von Kombinationspräparaten mit L-Dopa und peripher wirksamen Dekarboxylasehemmern

bestätigte die Richtigkeit dieser Erkenntnisse und übertraf alle bisher erreichbaren Therapiemöglichkeiten.
Bei der AD/SDAT liegen ebenfalls verminderte DA- und HVA-Konzentrationen vor, aber diese Reduktion ist nicht so ausgesprochen wie bei der PD und offensichtlich genügt die vorhandene Reservekapazität, um das Auftreten von Symptomen zu verhindern. L-Dopabehandlung ist bei dieser Krankheit ebenfalls versucht worden, aber die Verbesserung war gering.
Aufgrund der Hypothesen über die vorliegenden Neurotransmittorstörungen im Gehirn von Patienten mit AD/SDAT, hat man auch entsprechende Behandlungsversuche vorgeschlagen. Die Behandlungsversuche, bei denen man versuchte, den gestörten Acetylcholinmetabolismus und Monoaminmetabolismus zu substituieren, haben jedoch bislang leider nicht den Fortschritt gebracht, den man sich erwartet hatte (für eine Übersicht siehe Gottfries, 1983).

Literatur:

1. Adolfsson, R., Gottfries, C. G., Oreland, L., Wiberg, A. and Winblad, B. (1980). Increased activity of brain and platelet monoamine oxidase in dementia of Alzheimer type. Life Sci. 27: 1029–1034.
2. Adolfsson, R., Gottfries, C. G., Nyström, L. and B. Winblad (1981). Prevalence of dementia disorders in institutionalized Swedish old people. The work load imposed by caring for these patients. Acta psychiat. scand. 63: 225–244.
3. Bucht, G. (1983). Clinical and etiological studies on dementia of Alzheimer type and multiinfarct dementia. Akademische Dissertation, Umeå.
4. Crapper, D. R., Krishnan, S. S. and Dalton, A. J. Brain aluminum distribution in Alzheimer's disease and experimental neurofebrillary degeneration. Science 180: 511–513, (1973).
5. Dupont, E. Parkinson's disease and essential tremor: Differential diagnostic and epidemiological aspects. pp. 165–185, (1980).
6. Fahn, S. and Duffy, P. Parkinson's disease. In: Scientific approaches to clinical neurology. Eds.: E. S. Goldensohn and S. Appel. Lea and Febiger, Philadelphia, pp. 1119–1158, (1977).
7. Gottfries, C. G., Adolfsson, R., Aquilonius, S. M., Carlsson, A., Oreland, L., Svennerholm, L. and Winblad, B. Parkinsonism and dementia disorders of Alzheimer type: Similarities and differences. In: Parkinson's disease. Current progress, problems and management. Eds.: U. K. Rinne, M. Klingler and G. Stamm. Elsevier/North-Holland Biomedical Press, Amsterdam, pp. 197–208, (1980).
8. Gottfries, C. G. Senile dementia of the Alzheimer type: Clinical, genetic, pathogenetic and treatment aspects. Presented at „The International Conference on Life Span Research", September 16–21, 1982, Berlin, arranged by Social Science Research Council. To be published, (1982).
9. Gottfries, C. G. Dementia. In: Psychopharmacology 1. Part 2. Clinical psychopharmacology. Eds.: H. Hippius and G. Winokur. Excerpta Medica, pp. 271–285, (1983).
10. Husby, G., Li, L., Davis, L., Wedege, E., Kokmen, E. and Williams R., Jr. Antibodies to human caudate nucleus neurons in Huntington's chorea. J. clin. Invest., 59: 922–932, (1977).
11. Kallmann, F. J. Genetic aspects of mental disorders in later life. In: Mental disorders in later life, ed. 2. Ed.: O. J. Kaplan. Stanford University Press, Stanford, p. 26, (1956).
12. Larsson, T., Sjögren, T., and Jacobson, G. Senile dementia. A clinical, sociomedical and genetic study. Acta psychiatr. scand. Suppl. 167, (1963).
13. Levitt, P., Pintar, J. E. and Breakefield, X. O. Immunocytochemical demonstration of monoamine oxidase B in brain astrocytes and serotonergic neurons. Proc. Natl. Acad. Sci. USA, 79: 6385–6389, (1982).
14. Lycke, E. and Roos, B. E. The monoamine metabolism in viral encephalitides of the mouse. II. Turnover of monoamines in mice infected with herpes simplex virus. Brain Res., 44: 603–613, (1972).
15. Markesberry, W. R., Ehmann, W. D., Houssain, T. I. M. et al. Brain trace element levels in Alzheimer's disease by instrumental neutron activation analysis. J. Neuropathol. Exp. Neurol. 40: 359, (1981).

16. Marttila, R. J. Etiology of Parkinson's Disease. In: Parkinson's Disease. Current progress, problems and management. Eds.: U. K. Rinne, M. Klingler and G. Stamm. Elsevier/North Holland Biomedical Press, Amsterdam, pp. 3–15, (1980).
17. Marttilla, R. J. and Rinne, U. K. Arteriosclerosis, heredity, and some previous infections in the etiology of Parkinson's disease. A case-control study. Clin. Neurol. Neurosurg. 79 : 45–56, (1976).
18. Pouplard, A., Emile, J., Pouplard, F. and Hurez, D. Parkinsonism and autoimmunity: antibody against human sympathetic ganglion cells in Parkinson's disease. In: The Extrapyramidal System and its Disorders: VI International Conference on Parkinson's Disease. Eds.: L. Poirier, T. Sourkes and P. Bedard. Raven Press, New York, pp., (1979).
19. Rinne, U. K., Koskinen, V. and Lönnberg, P. Neurotransmitter receptors in the Parkinsonian brain. In: Parkinson's Disease. Current progress, problems and management. Eds.: U. K. Rinne, M. Klingler and G. Stamm. Elsevier/North Holland Biomedical Press, Amsterdam, pp. 93–107, (1980).
20. Terry, R. and Katzman, R. Senile dementia of the Alzheimer type: Defining a disease. In: The neurology of aging. Eds.: R. Katzman and R. Terry. F. A. Davis Company, Philadelphia, pp. 51–84, (1983).
21. Traub, R., Gajdusek, D. C. and Gibbs, C. J., Jr. Transmissible virus dementia: The relation of transmissible spongiform encephalopathy to Creutzfeldt–Jakob disease. In: Aging and dementia. Eds.: W. L. Smith and M. Kinsbourne. Spectrum Publications, New York, p. 91, (1977).

Diagnose, Differentialdiagnose und Therapie der Enzephalitis

J.-P. Malin

1. Klassifikation der Enzephalitiden

Die Einteilung der Enzephalitiden kann nach verschiedenen Gesichtspunkten erfolgen. Im Hinblick auf eine möglichst praxisnahe Darstellung möchte ich hier die an klinischen Gesichtspunkten orientierten Einteilungen nennen und neuropathologische Klassifikationen nur kurz streifen.

Eine *Enzephalitis* ist eine Entzündung des Gehirns mit oder ohne Beteiligung der Meningen. Liegt außerdem ein Entzündungsprozeß des Rückenmarks vor, spricht man von Enzephalomyelitis.

Da neuropathologisch praktisch immer eine mehr oder weniger ausgeprägte Meningialbeteiligung vorliegt, wäre es korrekter, von „Meningoenzephalitis" zu sprechen. Mit der Bezeichnung „Enzephalitis" soll ausgedrückt werden, daß die Schädigung des Hirnparenchyms im Vordergrund steht, und auch klinisch ist es berechtigt, ein „enzephalitisches" von einem „meningitischen" Syndrom zu unterscheiden.

Nach dem *zeitlichen Ablauf* unterscheidet man akute, subakute und chronische Formen. Dabei können chronische Enzephalitiden aus akuten hervorgehen oder primär chronisch verlaufen. Beispiel einer primär-chronisch verlaufenden Enzephalitis wären die syphilitische oder die tuberkulöse Enzephalitis.

Nach dem *Infektionsweg* unterscheidet man:

a) Hämatogen-metastatische Enzephalitiden, bei denen

der Erreger das ZNS auf dem Blutwege erreicht. Beispiel: septische Herdenzephalitis, metastatische Herdenzephalitis bei Endokarditis, Osteomyelitiden.

b) Lokal fortgeleitete Entzündungen aus der Nachbarschaft: Nasen-Nebenhöhlen, otogene Entzündungen, posttraumatische Entzündungen (nach fronto-basalen Frakturen).

c) Primär neurogene Enzephalitiden: hierbei wird der Virus über das Axon ins Zentralnervensystem transportiert. Beispiel: Tollwut-Enzephalitis, evtl. Herpes-Enzephalitis.

d) Kombinierte Formen.

Die Kenntnis dieser verschiedenen Infektionswege ist für die praktische Diagnostik deshalb wichtig, weil man bei einer Enzephalitis sich nicht auf die neurologische Untersuchung beschränken darf, sondern eingehend internistisch (Endokarditis, Osteomyelitis) und Hals-Nasen-Ohren-ärztlich (Otitis, Sinusitis) sowie ophthalmologisch (Keratitis? Uveitis? Periphlebitis retinae?) untersuchen muß.

Von einer primären Enzephalitis spricht man, wenn eine autonome ZNS-Erkrankung vorliegt. Hierher gehören alle primären Virusenzephalitiden. Sekundäre Enzephalitis heißt, daß die ZNS-Beteiligung nur fakultativ ist, bzw. Begleitbild einer infektiösen Allgemeinerkrankung (metastatisch-eitrige Herdenzephalitis bei Sepsis oder Endokarditis).

Von einer indirekten Enzephalitis spricht man, wenn die ZNS-Beteiligung mittelbare Folge von Reaktionen auf Allgemeinerkrankungen oder Immunreaktionen ist. Hierher gehören die postvakzinalen und postinfektiösen Enzephalitiden und die Multiple Sklerose („Entmarkungsenzephalitiden"). Auf die Unterscheidung nach anatomischem Ausbreitungsmuster (z. B. Leukenzephalitis, Polioenzephalitis, Panenzephalitis) will ich hier nicht näher eingehen, da daraus nur wenig praktische Rückschlüsse zu ziehen sind.

Die *ätiologische Klassifikation* geht aus Tab. 2 hervor. Sie ist für die Therapie bedeutsam.

Ätiologische Klassifikation der Entzündungsprozesse des ZNS und seiner Hüllen

I. Erregerbedingte Entzündungen
   A. Bakterielle Entzündungen
   B. Tuberkulöse Infektionen
   C. Neurolues (Syphilis)
   D. Leptospireninfektionen
   E. Pilzinfektionen
   F. Parasitäre Infektionen
   G. Rickettsieninfektionen
   H. Viruserkrankungen des ZNS
      1. gesicherte Virusätiologie
      2. vermutete Virusätiologie
      3. Slow-Virus-Infektionen des ZNS
II. Entmarkungsenzephalomyelitiden (Immunprozesse?)
   A. Postvakzinale Enzephalitiden
   B. Post- und parainfektiöse Enzephalitiden
   C. Entmarkungsprozesse (im engeren Sinne)
      Multiple Sklerose bzw. Enzephalomyelitis disseminata
      Diffuse entzündliche Sklerose Typ Schilder
      Konzentrische Sklerose Baló
      Neuromyelitis optica Devic

Tab. 2 (aus: K. Jellinger: „Entzündliche Erkrankungen des zentralen Nervensystems“
in: Neurologie in Praxis u. Klinik, Bd. II Hrsg.: Hopf, Poeck, Schliack Thieme 1981)

2. Klinische Diagnose

Aus praktischen und didaktischen Gründen hat sich die Abgrenzung eines meningitischen von einem enzephalitischen Syndrom durchgesetzt. Daß dies nicht den neuropathologischen Gegebenheiten entspricht, wurde bereits betont.
Unter enzephalitischem Syndrom versteht man die Kombination folgender Symptome.

<u>Encephalitisches Syndrom</u>

- Zeichen der Entzündung
- Bewußtseinsstörungen
  (Apathie und Somnolenz bis Koma)
- psychotische Symptome
  (exogene Psychose)
- epileptische Anfälle
- cerebrale Herdsymptome
- Liquorbefund

Tab. 3

Ich habe den Liquorbefund hier bei den klinischen Symptomen eingeordnet, weil er für die Diagnose einer Enzephalitis so bedeutsam ist, daß man in keinem Fall bei begründetem Verdacht auf die Untersuchung des Liquors verzichten wird. Mit einigen Einschränkungen kann man „typische Liquorbefunde" für die verschiedenen Enzephalitisformen abgrenzen.

Das vollausgeprägte enzephalitische Syndrom wird kaum diagnostische Schwierigkeiten bieten. Ein beginnendes enzephalitisches Syndrom mit Kopfschmerzen und Fieber, das heißt eigentlich ein meningitisches Syndrom, fordert in der Beurteilung zunächst etwas Zurückhaltung: jeder grippale Infekt kann zu Kopfschmerzen führen, ein Schnupfen mit Beteiligung der Nasen-Nebenhöhlen kann ebenfalls zu Kopfschmerzen führen. In solchen Fällen ist eine zunächst abwartende Haltung einzunehmen und eine Lumbalpunktion nicht unbedingt erforderlich. Manche Infekte führen fast gesetzmäßig zu meningoenzephalitischen Reaktionen, die allerdings klinisch unterschwellig bleiben. Würde man bei Zoster, Windpocken, Masern oder nach Pockenschutzimpfungen regelmäßig lumbalpunktieren, fände man fast immer eine Pleozytose. Es handelt sich hierbei nicht um eine Komplikation dieser Erkrankungen, sondern um eine regelmäßige Begleitreaktion. Erst bei einem eindeutigen klinischen Syndrom sollte man dann von einer Enzephalitis sprechen. Ist die Diagnose eines enzephalitischen Syndroms hinreichend wahrscheinlich, ergeben sich folgende Aufgaben:

Untersuchungsgang bei Verdacht auf entzündliche Erkrankung des ZNS

I. Sofortmaßnahmen	II. Ergänzende Maßnahmen
Körpertemperatur – BKS – Blutbild	*Blutuntersuchung*
Hautinspektion	Kultur
interne Untersuchung	Serologie – Viren, Bakterien, Parasiten
(Rachenring, Lunge, Drüsen)	Rheumaserologie einschl. AMAK, ANF
neurologische und psychiatrische Untersuchung	LE-Zellen
Augenuntersuchung	Immunglobuline
(Keratitis? Uveitis? Periphlebitis retinae?)	Komplement
HNO-Untersuchung	Folien-, Agarelektrophorese
(Sinusitis? Otitis?)	Immunelektrophorese
Röntgenbefunde	*Histologie*
(Lunge, Nasennebenhöhlen, Felsenbeine)	Beckenkammbiopsie (Immunvaskulitis?)
Liquorbefunde	A.-temporalis-Biopsie (Riesenzellarteriitis?)
(Zellen, Immunglobuline, serologisch-bakteriologische Untersuchung, Tierversuch)	Muskelbiopsie (Sarkoidose?)
	Elektroenzephalogramm
	(Spongiöse Virusenzephalopathie? SSPE? Abszeß?)
	Kraniale Computertomographie
	Karotisangiogramm?
	Myelographie

Tab. 4 (aus: H. G. Bammer, H. Schliack: „Entzündliche Erkrankungen des zentralen Nervensystems“ in: Neurologie in Praxis u. Klinik, Bd. II Hrgb.: Hopf, Poeck, Schliack Thieme 1981)

Erst nach der Feststellung der neurologischen Symptomatik, wobei der Verlauf kurzfristig – etwa stundenweise – beobachtet werden muß, und erst nachdem man sich vergewissert hat, daß tatsächlich eine entzündliche Erkrankung vorliegt, kann man nach der Ätiologie fragen.

Liquorbefunde:
Bei der akuten eitrigen Meningoenzephalitis findet man Pleozytosen von 1000 bis 10 000 Zellen pro cmm (= 3–30 000/3 Zellen) mit Überwiegen der Granulozyten. Dieses Liquorsyndrom wurde bei der eitrigen Meningitis genannt.

1. Akute primäre Virusenzephalitis mit „akutem Enzephalitis-Liquorsyndrom"
   Diese häufige Enzephalitis, die akute primäre Virusenzephalitis, die gehäuft bei Entero-Virusinfektionen während der Sommer- und Herbstmonate auftritt, zeigt eine mäßige Pleozytose von 300–3000/3 Zellen, wobei die mononukleaeren Zellen dominieren und der Granulozytenanteil 20% nicht übersteigt. Bei Virusinfektionen ist zu berücksichtigen, daß die Zellreaktion im Liquor am stärksten in der zweiten Krankheitswoche ausgeprägt ist. Wird die erste Lumbalpunktion ganz im Anfang vorgenommen, können zytologisch neutrophile Granulozyten, später überwiegend lymphomonozytäre Zellen gefunden werden.
2. „Haemorrhagisches Enzephalitis-Liquorsyndrom"
   Im haemolytischen oder xanthochromen Liquor findet man einen hohen Anteil neutrophiler Granulozyten. Makrophagen treten erst nach Überwindung der akuten Phase auf. Hier ist das Beispiel die Herpes-Enzephalitis zu nennen. Die Pleozytose erreicht Werte bis zu 1000/3 Zellen, nur selten über 2000/3.
3. „Subakutes Enzephalitis-Liquorsyndrom"
   Hierbei imponieren bei normaler Zellzahl oder geringer Pleozytose vermehrte Plasmazellen (z. B. Multiple Sklerose).

Als *Faustregel* kann gelten, daß bei einer mäßigen Pleozytose bis zu einigen 100/3 Zellen ohne nennenswerte Eiweißerhöhung und mit normalem Liquorzuckerwert eine virale Enzephalitis angenommen werden darf.
Ein deutlich proliferatives Zellbild mit hohem Eiweißwert und niedrigem Zuckerwert ist als Hinweis auf eine Tuberkulose, eine Lues oder eine blastomatöse Meningiose anzusehen (Liquorzytologie hilft hier weiter).
Der Liquorzellbefund erlaubt allerdings nur selten eine ätiologische Feststellung. Hier ist nach wie vor der *Erregernachweis* zu fordern. Es muß versucht werden, das Virus aus Blut, Liquor, Stuhl oder Biopsiematerial zu isolieren. Eine Hirnbiopsie, wie sie z. B. bei der Herpes-Enzephalitis in den USA gefordert wird, weil man das Virus dabei elektronenmikroskopisch im Gehirngewebe nachweisen kann, stößt hier in Deutschland aus juristischen und teilweise auch aus ethischen Gründen auf Schwierigkeiten.
Eine große Hilfe sind die modernen immunologischen Untersuchungen geworden, mit denen die zirkulierenden Antikörper bestimmt werden können. Wegweisend sind dabei mehrfache Untersuchungen, um ansteigende Titerverläufe zu erfassen. Spezielle immunologische Untersuchungen, z. B. die Bestimmung des basischen Markscheidenproteins oder die Untersuchung der Immunglobuline mit Bestimmung oligoklonaler Muster im IgG-Bereich sind bei den sogenannten „Entmarkungsenzephalitiden“ sinnvoll.
Selbstverständlich sollte der Erregernachweis vor Beginn der Behandlung versucht werden. Man kann allerdings bei einer so bedrohlichen Erkrankung wie einer akuten eitrigen Enzephalitis oder einer Herpes-Enzephalitis nicht tagelang auf das Ergebnis des Erregernachweises warten, sondern muß sich nach der klinischen Symptomatik, dem Liquorbefund und dem Ergebnis weiterer Zusatzuntersuchungen zur Behandlung entschließen. Nach Bestimmung des Erregers kann die Therapie dann später korrigiert werden.

Die Prüfung des Eiweißgehaltes im Liquor liefert eher unspezifische Informationen. Fast alle Virusenzephalitiden zeigen eine leichte Eiweißerhöhung im Liquor. Eine tuberkulöse Meningoenzephalitis ohne Eiweißerhöhung im Liquor wird man zunächst für unwahrscheinlich halten. Gleiches gilt für den Zuckergehalt im Liquor. Für die tuberkulöse Meningoenzephalitis zwar typisch, findet man eine Erniedrigung des Liquorzuckers, aber auch bei parasitären oder tumoralen Erkrankungen und natürlich auch bei anderen entzündlichen Affektionen.
Etwas stiefmütterlich wird oft die Suche nach einer *Pilzinfektion* betrieben. Beim Vorliegen einer Eosinophilie muß daran gedacht werden, und es muß immer Liquor gezielt auf Pilze geprüft werden. In unseren Breiten ist die häufigste Mykose die Cryptokokkose (Cryptococcus neoformans). Der Eiweißgehalt im Liquor ist hier beträchtlich erhöht, der Liquorzucker meistens erniedrigt, also ein Befund wie bei einer tuberkulösen Entzündung. Bei Patienten, die sich in den USA aufgehalten haben, ist an eine Kokzidiomykose zu denken. Noch seltener wird eine Parasitose (Echinokokken, Zystizerken, Trichinose, Amöben) zu erwägen sein.

Das EEG:
Das EEG ist einmal für die Diagnose, zum anderen für die Verlaufsbeobachtung einer Enzephalitis von nicht zu unterschätzender Bedeutung. Ätiologische Rückschlüsse können nur in ganz wenigen Ausnahmefällen gezogen werden, z. B. bei der SSPE (subakute sklerosierende Panenzephalitis), bei der recht typische periodische Gruppen langsamer Teta-Delta-Wellen etwa alle 7–10 Sekunden auftreten, die sogenannten Radermeckerkomplexe, mit mehreren steilen Ausbrüchen. Sie sind klinisch von Myoklonien begleitet.
Unspezifische EEG-Veränderungen finden sich praktisch bei jeder Enzephalitis. Es sei nochmals betont, daß der Wert der EEG-Untersuchung in erster Linie in der Ver-

laufsbeobachtung und nicht in der einzelnen Ableitung liegt. Das Ausmaß der Allgemeinveränderung geht recht gut dem klinischen Verlauf parallel und die Verlaufsuntersuchung kann auch Auskunft über die Schwere eines evtl. zu erwartenden Defektes oder die Entwicklung einer symptomatischen Epilepsie geben.

Evozierte Potentiale:
Sie sind für die Diagnose der Enzephalitis von geringem Wert, abgesehen von der demyelinisierenden Enzephalitis (Multiple Sklerose).

Das Computertomogramm:
Das CT liefert ebenfalls unspezifische Befunde, die in der Regel keine ätiologischen Rückschlüsse erlauben. Eine Ausnahme macht hier die Herpes-Enzephalitis, bei der man gelegentlich die haemorrhagischen Veränderungen sieht. Die Betonung der nekrotisierenden Entzündung an den mediobasalen Temporallappenabschnitten ist recht charakteristisch und kann in Verbindung mit Klinik-, Liquor- und EEG-Befund die Verdachtsdiagnose einer Herpes-Enzephalitis bekräftigen, ohne sie zu beweisen. Nach Kontrastmittelgabe können sich Zonen vermehrter Vaskularisation infolge Anreicherung kräftig darstellen.

Differentialdiagnose der Enzephalitis:
Hier kommt es darauf an, nicht entzündliche Krankheitsbilder, die eine grundsätzlich andere Therapie erfordern, abzugrenzen.

1. Psychosen
   Wegen der schleichenden Persönlichkeitsveränderungen bei chronischen Enzephalitiden und wegen der gelegentlich zu beobachtenden deliranten oder halluzinatorischen Symptome muß immer eine Psychose aus dem Formenkreis der Schizophrenien abgegrenzt werden. Nicht selten werden Patienten, bei denen das Fie-

ber fehlt, primär in die Psychiatrie eingewiesen. Im Einzelfall kann die Unterscheidung von einer endogenen oder exogenen Psychose durchaus schwierig sein. Da heute die Enzephalitiden nur noch sporadisch auftreten, liegt der Gedanke, eine akute Psychose könne durch eine Enzephalitis bedingt sein, nicht ohne weiteres nahe. Hinzu kommt, daß eine Bewußtseinsstörung, z.B. eine Somnolenz, durch eine psychopharmakologische Vorbehandlung erklärt werden könnte. Allein durch die Analyse psychopathologischer Phänomene kann man eine Psychose nicht mit hinreichender Sicherheit von einer Enzephalitis unterscheiden, auch nicht unter Zuhilfenahme spezieller Tests, mit denen man „limbische" oder „temporale" psychopathologische Syndrome differenzieren kann. Der Entschluß, über die psychiatrische Exploration hinaus das EEG und den Liquor zu prüfen, sollte frühzeitig gefaßt werden, zumal die entscheidende Liquoruntersuchung dem Patienten nicht schadet. Anders ist die Situation bei febrilen, perniziösen Katatonien, da Fieber automatisch den Verdacht auf das Vorliegen einer entzündlichen Erkrankung weckt.

2. Hirntumoren

Auch hier können Persönlichkeitsveränderungen, das Auftreten zerebraler Herdsymptome und speziell epileptische Anfälle und schließlich die Bewußtseinsstörung das Bild einer Enzephalitis täuschend nachahmen. Neben dem Liquorbefund hilft bei dieser Fragestellung besonders die Computertomographie weiter, zu der man, da sie den Patienten nicht belastet, die Indikation großzügig stellen muß.

3. Hirnvenenthrombose

Bei bakteriellen Infektionen des Ohres und der Nasen-Nebenhöhlen, auch bei Gesichtsfurunkel, kann es zu einer septischen Thrombose zerebraler Venen kommen. Die dabei häufige Thrombose des Sinus cavernosus läßt sich klinisch leicht erkennen: die Protrusio bulbi, die Chemosis und die Venenstauung am Augenhintergrund sind wegweisende Symptome. An die Möglichkeit einer Sinusthrombose (Sinus sagittalis superior) muß man bei Frauen im Puerperium denken. Zu therapeutischen Versäumnissen wird es hierbei nicht kommen, da eine hochdosierte Antibiotikagabe wohl immer frühzeitig eingeleitet werden wird. Es kommt hierbei weniger auf die formal richtige Diagnose als auf die Suche nach einer internistischen Grunderkrankung an. Auch blande, das heißt nicht septische Hirnvenenthrombosen können diagnostische Rätsel aufgeben: Nackensteife, zerebrale Lähmungen, Stauungspapille, psychische Veränderungen und epileptische Anfälle imitieren eine Enzephalitis täuschend.

4. Subarachnoidalblutung

   Die Unterscheidung einer Subarachnoidalblutung von einer akuten Enzephalitis kann klinisch schwierig sein: Kopfschmerzen, Nackensteife, zerebrale Herdsymptome (Angiomblutung!) und Bewußtseinstrübung sind bei beiden Erkrankungen anzutreffen. Selbst die Liquoruntersuchung kann irreführen: ein nur leicht blutig tingierter Liquor und eine Reizpleozytose machen die Unterscheidung von einer haemorrhagischen Enzephalitis manchmal schwierig.

   Gelegentlich wird die zerebrale Angiographie die Diagnose (Aneurysma, Angiom) ermöglichen. Epileptische Anfälle sprechen primär für eine Enzephalitis und gegen eine Subarachnoidalblutung.

5. Andere Gefäßprozesse

   Neben Hirnvenenthrombosen und der Subarachnoidalblutung ist an Angiitiden der zerebralen Gefäße bei Kollagenosen (Lupus erythematodes) und an granulomatöse Angiitiden zu denken. Die syphilitische Arteriitis ist zwar selten, sollte aber immer in die differentialdiagnostischen Überlegungen einbezogen werden. Die Neurosyphilis ist immer noch eine differentialdiagnostische Schwierigkeit.

6. Intoxikationen und metabolisch bedingte Bewußtseinsstörungen
Steht die Bewußtseinsstörung ganz im Vordergrund – ohne zerebrale Herdsymptome, ohne Zeichen der Entzündung, ohne Nackensteifigkeit – muß intensiv nach einer Intoxikation gesucht werden.
7. Meningeosis carcinomatosa und Meningoenzephalopathien bei Hämoblastosen
Die Meningeosis carcinomatosa, also die tumorzellige Infiltration der Meningen, ist nicht häufig und Zeichen der Entzündung fehlen in der Regel. Differentialdiagnostische Schwierigkeiten können in der Abgrenzung schleichend verlaufender Enzephalitiden auftreten. Es muß berücksichtigt werden, daß eine Meningeosis carcinomatosa eher zu meningitischen, spinalen oder polyneuritischen Krankheitsbildern als zum enzephalitisähnlichen Syndrom führt. Die Meningoenzephalopathien bei Hämoblastosen (Leukosen) können dagegen zu rasch sich entwickelnden enzephalitisähnlichen Bildern mit intrakranieller Drucksteigerung, zerebralen Herdsymptomen, Kopfschmerzen, Bewußtseinsstörungen und Krämpfen führen. Differentialdiagnostisch bedeutsam ist, daß Nackensteife hierbei selten ist. Die Diagnose gelingt mit der Liquoruntersuchung (einschließlich Zytologie) und natürlich unter Berücksichtigung des haematologischen Befundes.

3. Therapie

a) Allgemeine Richtlinien:

Das therapeutische Vorgehen wird vom Krankheitsverlauf bestimmt. Bei stürmischen, akuten Verläufen mit rascher Bewußtseinsstörung, Anfällen und schwerer Allgemeininfektion muß die Behandlung noch während der Diagnostik beginnen, um eine akute Lebensgefahr abzuwenden. Man kann also nicht das Ergebnis von Erregersuche und Resistenzprüfungen abwarten. Es muß in solchen Fällen auf Verdacht hin intensiv antibiotisch oder chemotherapeutisch eingegriffen werden. Bei weniger stürmischem Verlauf, wenn das Bewußtsein klar ist, Kreislauf und Atmung stabil sind und das Allgemeinbefinden nicht wesentlich beeinträchtigt ist, kann das Ergebnis klinischer und der Laboruntersuchungen abgewartet werden, bis wenigstens eine vorläufige Klärung der Ätiologie und Pathogenese erreicht ist. Bis dahin kann man sich auf die Überwachung und sorgfältige Pflege des Patienten beschränken.

b) Dringliche Sofortmaßnahmen vor geklärter Ätiologie: Ein bewußtloser Patient muß auf einer Intensivstation betreut werden: Vorbeugung einer Ateminsuffizienz, Verhütung von Aspirationspneumonie, Dekubitusprophylaxe, Kreislaufüberwachung, evtl. Digitalisierung, Temperatursenkung sind vordringliche Aufgaben. Epileptische Anfälle müssen kupiert werden. Dann wird man den Liquor prüfen: eine eitrige Meningoenzephalitis wird sofort antibiotisch behandelt, noch bevor das Ergebnis der Erregerbestimmung eingetroffen ist. Da die meisten Fälle primärer oder fortgeleiteter (Otitis, Mastoiditis) Meningoenzephalitiden durch gram-positive Kokken verursacht werden, wird man zunächst eine Infusionstherapie mit Penicillin (20–40 Mill. I.E. in 24 Stunden) einleiten oder mit Ampicillin in einer Dosierung von 8–12 gr pro 24 Stunden. Die gleichzeitige Gabe von Gentamicin (2–3 × 80 mg im) erfaßt neben gram-positiven Kokken auch Hämophilus, Listeria u. a. Bei einer Penicillin-Allergie kann man auf Chloramphenicol (2–4 g am 1. Tag iv) ausweichen. Zeigt der Liquor eine vorwiegend lymphozytäre Meningitis mit höheren Eiweißwerten und niedrigem Zucker, so daß an eine tuberkulöse Infektion gedacht werden muß, und die Klinik (Augenmuskellähmungen) den Verdacht bekräftigt, muß sofort mit Streptomycin (1–2 g tägl. im) INH (10 mg pro Kilo Körpergewicht) und Ethambutol (20 mg pro Kilo Körpergewicht) behandelt werden. Der Erre-

gernachweis kann ja erst nach sechs Wochen vorliegen, solange kann man nicht warten.
In den ersten drei Wochen kann man zusätzlich Cortison zur Verhütung arachnitischer Veränderungen geben.
In den ersten Tagen sollen auch Otitiden, Sinusitiden oder ein spinaler epiduraler Abszeß operativ saniert werden.
Die in den Sommer- und Herbstmonaten gehäuft auftretenden gutartigen Virusenzephalitiden nach Infektionen mit Enteroviren oder auch die durch Zeckenbiß übertragenen Meningoenzephaloradikulitiden sind streng genommen in aller Regel keine Enzephalitiden, sondern blande verlaufende Meningitiden, die außer zu Kopfschmerzen und einer Nackensteife zu keinen weiteren Störungen führen. In solchen Fällen kann sich die Behandlung auf Bettruhe und Gabe von Schmerzmitteln beschränken. Bei den Zeckenradikulitiden können die heftigen Schmerzen zur Verordnung stärkerer Analgetika zwingen. Ob die Gabe von Kortikoiden bei der Zeckenradikulitis von Nutzen ist, ist noch nicht eindeutig erwiesen.
Bei den schwerer verlaufenden Virusenzephalitiden – die Herpes-Enzephalitis wird noch gesondert besprochen – muß man sich nach wie vor auf symptomatische Maßnahmen beschränken. Die Behandlung mit Hyperimmunglobulinserum wird zur Zeit noch diskutiert. Wichtig ist hier die konsequente körperliche Schonung bei Bettruhe. Man muß für eine belastungsfreie Erholung sorgen. Bei bulbären Schlucklähmungen kann die Gabe von Mestinon vorübergehend zu einer Erleichterung führen. Agitierte Zustände müssen mit entsprechenden Sedativa, halluzinatorisch-psychotische Symptome mit Neuroleptika behandelt werden. Nicht vergessen werden darf die Thromboseprophylaxe. Bei Augenmuskellähmungen mit Doppelbildern wird das im Wechsel erfolgende Abdecken eines Auges von den Patienten als angenehm empfunden und beugt den unangenehmen Schwindelgefühlen vor. Die psychische Betreuung der Schwerkranken darf natürlich nicht vernachlässigt werden.

Herpes simplex-Enzephalitis:
Die sporadisch auftretende Herpes-Enzephalitis, eine hämorrhagisch-nekrotisierende Enzephalitis, hat in jüngster Zeit besonderes therapeutisches Interesse gefunden. Die lebensbedrohliche Erkrankung, die noch immer mit Letalitätsquoten von etwa 50% behaftet ist, scheint jetzt durch Gabe einer neuen antiviralen Substanz, dem Aciclovir behandelbar zu werden.

Die Hoffnungen, die an die Behandlungsversuche mit Arabinofuranosyladenin geknüpft wurden, haben sich nur teilweise erfüllt. Immerhin konnten nach amerikanischen Studien die Letalität damit auf 30–50% gesenkt werden. Die Behandlung mit Arabinofuranosyladenin erforderte jedoch die Gabe erheblicher Flüssigkeitsmengen (2000 ml/24 Std.) und war auch mit ernsten Nebenwirkungen verbunden (Nausea, Blutbildveränderungen, gastroentenstinale Komplikationen). Eine eindeutige Senkung der schweren Defektsymptome gelang damit nicht.

Das Acyclo-Guanosin ermöglicht offenbar die Hemmung der viralen DNS-Replikation in Konzentrationen, bei denen die normale Zellteilung nicht gestört wird. Die Wirkform ist das Aciclovir-Triphosphat, das erst in der Zelle durch das viruseigene Enzym Thymidinkinase gebildet wird. Aciclovir ist also kein primäres Virustatikum, sondern entfaltet seine Wirkung erst im Herpes simplex-Virus, wo es als DNS-Polymerase-Hemmer wirkt.

Bisherige Berichte zeigen, daß das Aciclovir mit sehr gutem Erfolg bei verschiedensten Herpes-Infektionen (Zoster generalisatus, Herpes ophthalmicus, Herpes genitalis) und auch bei der Behandlung immunsupprimierter Patienten (nach Herz- und Knochenmarkstransplantationen) eingesetzt wurde.

Es liegt daher nahe, Aciclovir auch bei der Herpes-Enzephalitis einzusetzen. Wir haben bisher nur einen Patienten behandeln können. Er hat die Herpes-Enzephalitis überlebt, allerdings mit einem schweren Defektsyndrom. Leider setzte unsere Behandlung zu spät ein. Der Patient kam aus einem auswärtigen Krankenhaus erst am 8. Krankheitstag zu uns, mit voll entwickelter Enzephalitis-Symptomatik. Entscheidend ist die Frühdiagnose, damit die Behandlung in den ersten Tagen einsetzen kann. Da das Aciclovir keine gravierenden Nebenwirkungen hat – man muß bei Patienten mit beeinträchtigter Nierenfunktion vorsichtig sein, da Aciclovir über die Nieren ausgeschieden wird – ist es vertretbar, bei begründetem Verdacht sofort mit der Behandlung zu beginnen. Die Verdachtsdiagnose läßt sich nach Klinik, Liquor, EEG und CT genügend begründen, um einen Therapieversuch zu vertreten. Neuerdings können mit einem spezifischen Radioimmunoassay aus dem Liquor IgG-Antikörper gegen Herpes simplex bestimmt werden. P. E. Klapper konnte bei 10 Patienten in fünf Fällen die Diagnose noch vor dem 10. Krankheitstag bekräftigen. Eine weitere Methode (ELISA: enzyme-linked-immunosorbent-Assay), mit der Herpes simplex-Virus spezifische IgM und IgA-Antikörper im Serum und Liquor nachgewiesen werden können, hat vielversprechende Resultate ergeben (3). V. Loon konnte damit bei drei Patienten mit Herpes simplex-Enzephalitis zwischen dem 7. und 11. Tag nach Krankheitsbeginn die Diagnose sichern. Hier müssen weitere Ergebnisse abgewartet werden, da noch technische Probleme zu lösen sind.

Zusammenfassung:

Die Diagnose der Encephalitis wird nach dem typischen klinischen Syndrom, nach Liquorbefund und unter Zuhilfenahme von EEG und CT gestellt. Speziell bei der Herpes simplex-Encephalitis sind EEG und CT hilfreich. Die immunologischen Untersuchungen mit Bestimmung spezifischer Antikörper sind eine weitere diagnostische Hilfe. Differentialdiagnostisch sind vor allem nicht-entzündliche Erkrankungen abzugrenzen: Psychosen, Hirntumoren, Hirnvenenthrombosen, Subarachnoidalblutung und Angiitiden sowie Intoxikationen, metabolische Störungen und Meningeosen bei Hämoblastosen. Die Therapie richtet sich nach dem Krankheitsverlauf. Bei stürmischen Verläufen mit erheblicher Bewußtseinsstörung muß die Behandlung zur Abwendung der Lebensgefahr schon während der Diagnostik beginnen. Nach dringlichen Sofortmaßnahmen vor geklärter Ätiologie ist bei bakteriellen Encephalitiden eine intensive antibiotische Behandlung einzuleiten, die gegebenenfalls nach der Erregerbestimmung korrigiert werden kann. Bei Virusencephalitiden mit ernstem Verlauf muß man sich auf symptomatische Maßnahmen beschränken und für eine belastungsfreie Erholung sorgen. Die Herpes-Encephalitis sollte so früh wie möglich, schon auf begründeten Verdacht hin, mit Aciclovir behandelt werden. Man kann bei dieser lebensbedrohlichen Erkrankung nicht das Ergebnis der Bestimmung spezifischer Antikörper abwarten, das z. Zt. nicht vor dem 7. Krankheitstag zu erwarten ist.

Literatur:
1. Whitley, R. J., Blum, R., de Miranda, P.: „Pharmacology and clinical Experience with Acyclovir in Humans“ Abs. 20th Intersei. Conf. Antimicrob. Agents & Chemother. 22–24th Sept., New Orleans, 1980, ABS. 517
2. Klapper, P. E., Laing, J., Longson, M.: „Rapid non-univosive Diagnosis of Herpes Encephalitis“ Loncet, II (1981), 607–608
3. van Loon, A. M., van der Logt, J. T. M., van der Veen, J.: „Diagnoses of Herpes Encephalitis by ELISA“. Loncet, II (1981), 1228–1229
4. Timbury, M. C.: Acyclovir Brit. Med. J. 285 (1982), 1223–1224
5. Mertens, H. G.: Dommasch, D. (Hrsg.) „Enzephalitis“ Perimed-Fachbuch-Verlagsgesellschaft mbH Erlangen, 1982
6. Hopf, H. Ch., Poeck, K., Schliack, H. (Hrsg.): „Entzündliche Erkrankungen des zentralen Nervensystems“ in: Neurologie in Praxis und Klinik, Bd. II Thieme, Stuttgart–New York 1981
7. Hacke, W., Zeumer, H.: Herpes-simplex-Enzephalitis; eine computertomographische-elektroencephalographische Verlaufsstudie. Z. EEG-EMG 11 (1980) 117–182

Operative Indikationen zur Intervention bei Carotisstenosen und -verschlüssen aus neurologischer Sicht

P. Marx

Revaskularisierende Eingriffe an den Carotiden haben in den letzten 3 Jahrzehnten zunehmend an Bedeutung gewonnen. Obwohl die erste erfolgreiche am Menschen durchgeführte Carotisendarteriektomie vor nunmehr 30 Jahren erfolgte (De Baky et al. 1965) ist es noch immer sehr schwer, den Wert dieser Methode für den vom ischaemischen Insult betroffenen oder durch ihn gefährdeten Patienten zu bestimmen. Aus den nahezu ungezählten Berichten über Frühergebnisse und den wenigen Vergleichsstudien zwischen operierten und nichtoperierten Patientenkollektiven lassen sich bisher bestenfalls Regeln ableiten, die die Entscheidung für oder gegen die Operation erleichtern. Dabei muß die Indikationsstellung neurologische, allgemein medizinisch-internistische und angiologische Kriterien berücksichtigen. Nur die strenge Beachtung eines individuell auf den Patienten bezogenen abgestuften Risikokonzeptes läßt ein optimales Ergebnis erwarten (Sundt et al. 1975).

Neurologische Kriterien für revaskularisierende Eingriffe an den Carotiden

Der neurologische Befund des Patienten ist der wichtigste Parameter für die Indikationsstellung der Chirurgie der hirnversorgenden Arterien. Es leuchtet ohne weiteres ein, daß ein Patient mit einem ausgedehnten, abgeschlossenen Hirninfarkt (Stadium IV) von einer Revaskularisierungsoperation nicht profitieren wird, da auch durch eine optimale Perfusion eine Wiederbelebung des infarzierten

Hirngewebes nicht zu erreichen ist. Ein Eingriff bei ausgedehnten neurologischen Defekten stellt damit lediglich ein unnötiges und sinnloses Risiko für den betroffenen Patienten dar.
Umstritten ist, ob revaskularisierende Eingriffe in der Frühphase eines ischaemischen Insultes sinnvoll sind oder nicht. Erste Berichte über die Ergebnisse der Frühoperation haben katastrophale Ergebnisse mit einer Letalität bis zu über 60% erzielt. Diese Sterblichkeitsquote hat sich durch Einführung von Ausschlußkriterien (Bewußtseinsstörungen, computertomographischer Ausschluß von Hirnblutungen etc.) zwar deutlich verringert. Sie liegt aber noch immer in den meisten Vergleichsstatistiken eindeutig höher, als beim Spontanverlauf in dieser ausgewählten Patientengruppe zu erwarten wäre. An den schlechten Ergebnissen kann auch nicht die Einführung völlig willkürlich gesetzter Zeitgrenzen zwischen Insult und Operation etwas ändern, die von vielen Autoren überraschend unterschiedlich mit 16, 6, 4 oder auch 2 Stunden angegeben werden. Diese Zeitgrenzen sind willkürlich getroffen, da unter in vivo-Bedingungen Hirngewebe eine komplette Ischaemie nur ca. 8 bis 10 Minuten überlebt (Hirsch et al. 1957). Setzt man derartiges Hirngewebe aber einer hohen Perfusion aus, kommt es zu einer starken Hirnoedembildung und oft auch zur Einblutung in das Hirngewebe, wodurch die Prognose des Patienten erheblich verschlechtert wird.
Aus den eben genannten Gründen ist auch der progrediente ischaemische Insult (Stadium III) keine geeignete Indikation für eine akute Carotisendarteriektomie. Den vielfachen Berichten über eine rasche Besserung des neurologischen Bildes im Anschluß an die Operation in diesem Stadium ist die auch in jüngsten Veröffentlichungen (z. B. Walter et al. 1984) berichtete hohe Letalität von 17% in diesem ausgewählten Patientengut gegenüberzuhalten. Die zweifellos bedrückende Feststellung eines zunehmenden neurologischen Ausfallsyndromes darf nicht dazu ver-

leiten, die Gesundheit oder zumindest die Besserung des neurologischen Defektes auf Kosten einer Erhöhung der Sterblichkeit zu erzwingen (Marx 1977, 1983).
Einigkeit besteht unter den meisten Autoren darüber, daß das organische Psychosyndrom eine Kontraindikation für eine Carotisendarteriektomie darstellt. Dies gründet sich auf die Erkenntnis, daß den meisten organisch bedingten Psychosyndromen degenerative Veränderungen der Nervenzellen selbst und nicht vaskuläre Ursachen zugrunde liegen. Bei vaskulär bedingten Psychosyndromen sind in der Regel erhebliche morphologische Defekte mit diffuser Verteilung in beiden Hemisphären eingetreten, die durch eine Revaskularisierungsoperation selbstverständlich nicht reversibel sind.
Als Hauptindikation für einen revaskularisierenden Eingriff im Carotisstromgebiet gilt der passagere ischaemische Insult (Stadium II). Die klinischen Symptome dieses Stadiums sind in Tabelle 5 aufgeführt.

Passagere ischaemische Insulte im Carotisstromgebiet
Amourosis fugax
Flüchtige Hemi- oder Monoparesen
Flüchtige Hemi- oder Monohypaesthesien, -dysaesthesien
Flüchtige Aphasien
Flüchtige Hemianopsien

Tabelle 5

Klinisch wichtig ist die Anmerkung, daß viele dieser flüchtigen, d.h. oft nur wenige Minuten bis maximal 24 Stunden anhaltenden Symptome vom Patienten nicht spontan berichtet werden, sondern direkt vom Untersucher erfragt werden müssen. Mißempfindungen in einer Körperhälfte werden oft mit Durchblutungsstörungen der

Extremitäten verwechselt. Dabei ist anzumerken, daß Mangeldurchblutungen in den Extremitäten in aller Regel zur Claudicatio intermittens, aber nicht zu Kribbelmißempfindungen führen. Vor differentialdiagnostischen Irrtümern schützt weiterhin die Frage nach einem Übergreifen der Mißempfindung von der Extremität auf den Rumpf oder das Gesicht.

Die Ursache der passageren ischaemischen Insulte ist im Einzelfalle oft schwer zu differenzieren. Zu denken ist immer an eine embolische Verursachung, wobei die Emboli entweder aus dem linken Vorhof oder linken Ventrikel, häufiger aber von arteriosklerotischen Plaques im Bereich der Carotisbifurkation stammen können. Daneben gibt es zweifellos haemodynamisch bedingte passagere Insulte bei haemodynamisch wirksamen Stenosen, die wiederum am häufigsten in der Carotisbifurkation lokalisiert sind. Prinzipielle Auslöser dieser haemodynamisch bedingten passageren Insulte sind Blutdruckabfallsituationen, Herzrhythmusstörungen oder eine Erhöhung der Blutviskosität (z. B. erhöhter Haematokrit).

Da die Carotisbifurkation hauptsächlicher Sitz extrakranieller Gefäßstenosen und -verschlüsse ist, kommt der Endarteriektomie dieses chirurgisch gut erreichbaren Gefäßes große Bedeutung zu. Nach Thompson und Garrett (1980) ist sie die verbreiteste Gefäßoperation in den Vereinigten Staaten von Amerika.

Ihr klinischer Wert im Stadium II ist jedoch trotz ungezählter Veröffentlichungen über Komplikationsraten und Spätergebnisse und auch trotz einer randomisierten prospektiven Studie mit Vergleich zwischen operierten und nichtoperierten Patientenkollektiven noch immer nur schwierig abzuschätzen. Nach den Ergebnissen der Joint Study of Extracranial Arterial Occulsion (Fields et al. 1970) vermindert sich bei den Patienten, die die Operation ohne ischaemischen Insult lebend überstanden haben, das Risiko eines späteren Insultes gegenüber dem nichtoperierten Patientenkollektiv auf etwa ⅓ (Tabelle 2).

Tab. 6 TIA: Ergebnisse der Joint Study

	operativ	nichtoperativ
Gesamtzahl	169	147
Perioperative Insulte	13 (7,7%)	1 (0,7%)
Perioperative Todesfälle	6 (3,6%)	1 (0,7%)
Nachbeobachtete Patienten	150	145
Tödliche und nicht tödliche Insulte	6 (4%)	18 (12,4%)
Nur passagere Insulte	54 (36%)	68 (47%)
Symptomfrei	70 (46,7%)	41 (28,3%)
Tödliche, nicht tödliche und perioperative Todesfälle (Gesamtkollektiv)	25 (14,8%)	20 (13,6%)

ergänzt nach Fields et al. 1970

Berücksichtigt man jedoch die perioperative Morbidität an ischaemischen Insulten und die perioperative Letalität, so ergibt sich ein anderes Bild (unterste Zeile der Tabelle 6). Signifikante Differenzen ergeben sich jetzt nicht mehr. Etwas überspitzt ausgedrückt würde die Joint Study den Schluß nahelegen, daß die operierten Patienten zwar genauso viele Schlaganfälle mit oder ohne tödlichen Ausgang erlitten haben wie die nichtoperierten, daß in einem hohen Prozentsatz der Operierten jedoch dieser Schlaganfall in den perioperativen Zeitraum vorverlegt wurde.
Da die Joint Study erhebliche methodische Mängel hat und die perioperative Morbidität und Letalität in der Zwischenzeit erheblich gesenkt werden konnten, kann diese Vergleichsstudie heute nicht mehr als entscheidende Diskussionsgrundlage gelten. Man muß vielmehr die Indikationen aus dem Vergleich des zu erwartenden Spontanverlaufes von Patienten mit passageren ischaemischen Insulten und den heute erzielbaren Operationsergebnissen deduzieren. Aber auch hier trifft man auf erhebliche Schwierigkeiten, da der Spontanverlauf nach passageren Insulten nur wenig bekannt ist. Einigermaßen sicher kann man wohl sagen, daß Patienten mit durchgemachten passageren ischaemischen Insulten eine niedrigere durch-

schnittliche Lebenserwartung haben als eine alters- und geschlechtsbereinigte Vergleichsgruppe, und daß die Todesursachen dieser Patienten in 40 bis 60% kardial und nur in 20 bis 40% cerebral bedingt sind (Cartlidge et al. 1977). Die durchschnittliche Insulterwartung bei Patienten mit passageren ischaemischen Attacken liegt in der Größenordnung von 25 bis 40% innerhalb von 5 Jahren, d.h. 5 bis 8% pro Jahr.
Von den meisten größeren Operationsteams sind in den letzten Jahren Operationsletalitäten in der Größenordnung von 1 bis maximal 2% und Insultraten von ca. 3% angegeben worden. Dabei darf jedoch nicht verkannt werden, daß weniger erfahrene Operationsteams wesentlich höhere Komplikationsraten haben.

Tab. 7 Operationsergebnisse Klinikum Mannheim 1972–1982

Gesamtzahl	408 Rekonstruktionen
Hospitalletalität	2 (0,8%)
Perioperative Insulte	13 (3,1%)

nach Trede et al. 1983

Tabelle 7 gibt Operationsergebnisse von Trede et al. 1983 aus den Jahren 1972 bis 1982 wieder. Die Auswahl dieser Ergebnisse beruht auf der Tatsache, daß der Autor in den ersten Jahren an dieser Studie beteiligt war und bis 1977 jeden dieser Patienten sowohl vor wie nach der Operation untersucht hat.
Die Verbesserungen der Operationsergebnisse im Vergleich zur Joint Study beruhen nicht nur auf einer Verbesserung der chirurgischen Technik und der perioperativen Betreuung, sondern wesentlich auch auf der Berücksichtigung von allgemein-medizinischen und neurologischen Ausschlußkriterien und Risikofaktoren, d.h. der Beachtung eines abgestuften individuellen Risikokonzeptes (me-

dizinische Risikofaktoren und Ausschlußkriterien siehe unten).
In jüngster Zeit sehr umstritten ist die Operationsindikation im Stadium I (asymptomatische Stenosen). Methodisch einwandfreie Vergleichsstudien fehlen bisher. Operationsindikationen ergeben sich daher von neurologischer Seite höchstens bei haemodynamisch wirksamen asymptomatischen Stenosen und solchen Stenosen, die (dopplersonographisch) eine rasche Progredienz zeigen.
In Tabelle 8 sind die neurologischen Kriterien für die Indikationsstellung zur Carotisendarteriektomie aufgezeichnet.

Tab. 8 Indikationsstellung zur Carotisendarteriektomie

Neurologische Kriterien		
Asymptomatische Stenose	(Stadium I)	(+)
Passagerer ischaemischer Insult	(Stadium II)	+ +
Progredienter Insult	(Stadium III)	–
Persistierender Insult		
mit geringem Defekt	(Stadium IV)	(+)
mit schwerem Defekt		–
Allgemeine Cerebralsklerose		–

Insgesamt ergibt diese Zusammenstellung, daß die revaskularisierenden Eingriffe an den Carotiden praktisch ausnahmslos prophylaktischen und nicht kurativen Charakter haben.

Medizinische Risikofaktoren und Ausschlußkriterien
Da die meisten Patienten mit passageren ischaemischen Attacken an kardialen Ursachen versterben, muß der kardiologischen Situation größte Aufmerksamkeit geschenkt werden. Als eindeutige Kontraindikation für einen Revaskularisierungseingriff an den hirnversorgenden Arterien

gilt der frische Myokardinfarkt und die durch Myokardinfarkte bedingte schwere Herzinsuffizienz. Bei einer schweren coronaren Herzerkrankung mit Angina pectoris ergeben sich ebenfalls eindeutige Kontraindikationen, falls nicht in einer ein- oder zweizeitigen Operation ein coronarer Bypass und ein revaskularisierender Eingriff der hirnversorgenden Arterien geplant werden kann.
Die schwer einstellbare Hypertonie erhöht das Risiko der Carotisendarteriektomie erheblich, da dieser Eingriff zu einer Läsion des Carotis-Sinus und damit zu einer Verminderung des vasodepressorischen Carotis-Sinus-Reflexes führt. Hieraus resultieren oft schwere hypertensive Krisen, die zu Einblutungen in das Gehirn führen können.
Obstruktive Lungenerkrankungen, schwere Adipositas und hohes Alter der Patienten stellen relative oder zum Teil auch absolute Kontraindikationen für Revaskularisierungseingriffe dar. Hinsichtlich des Alters ist allerdings keine eindeutige numerische Zahl anzugeben, zugrunde zu legen ist das biologische Alter.
Malignome mit einer erheblichen Verkürzung der Lebens-

Tabelle 9

Medizinische Risikofaktoren und Ausschlußkriterien
Angina pectoris
Myocardinfarkt vor weniger als 6 Monaten
Congestive Cardiomyopathie
Schwer einstellbare Hypertonie
Nicht beherrschbare absolute Arhythmie
Obstruktive Lungenerkrankungen
Schwere Adipositas
Hohes Alter
Malignome

erwartung verbieten einen revaskularisierenden Eingriff an den Carotiden ebenso wie andere konsumierende Erkrankungen.
In Tabelle 9 sind einige der wichtigsten Risikofaktoren und Ausschlußkriterien aufgezeigt.

Angiologische Kriterien und Risikofaktoren
Der zur symptomatischen Hirnhemisphäre ipsilaterale Carotis-interna-Verschluß gilt heute weithin nicht mehr als Indikation für eine Thrombendarteriektomie, sondern für eine extraintrakranielle Bypassoperation. Dies beruht auf der Erfahrung, daß ältere Carotis-interna-Verschlüsse bestenfalls in ⅓ der Fälle rekanalisiert werden können. Darüber hinaus kommt es häufig trotz erfolgreicher Thrombendarteriektomie in den nächsten Tagen und Wochen nach dem Eingriff zu Rethrombosierungen, die erneute neurologische Symptome provozieren können.
Ein zur geschädigten Hemisphäre kontralateraler Carotis-interna-Verschluß bei ipsilateraler Carotisstenose erhöht das operative Risiko für die Operation der Stenose und zwingt daher in der Regel zur Operation mit intraluminärem Shunt oder vorherigem extraintrakraniellen Bypass der kontralateralen Carotis.
Eine Kontraindikation für eine Carotisendarteriektomie ist gegeben, wenn eine chirurgisch nicht angehbare Siphonstenose ein höheres Ausmaß erreicht als die Bifurkationsstenose. Das gleiche gilt für eine schwere Arteriosklerose der intrakraniellen Arterien, insbesondere die proximale Mediastenose und den proximalen Mediaverschluß. Hier ist ein extraintrakranieller Bypass zu erwägen.
Gelegentlich können ausgedehnte arteriosklerotische Veränderungen des gesamten Carotis-interna-Verlaufes bis zur intrakraniellen Aufteilungsstelle einen operativen Eingriff an der Bifurkation unsinnig machen.
Ein angiologisches Risiko stellen auch chirurgisch nicht erreichbare Knick- und Schlingenbildungen dar, sofern sie nicht reseziert werden können. Die einfache Streckung

der Knickstenosen bringt die Gefahr der Aneurysmabildung der Carotis am Halse mit sich.

Die Wahl des Operationsverfahrens
Chirurgisch angehbare Bifurkationsstenosen der Arteria carotis sollten nach Möglichkeit bei Beachtung der klinischen und angiologischen Kriterien einer Carotisendarteriektomie zugeführt werden. Dabei wird heute von den meisten Autoren die obligate Anlegung eines intraluminären Shunts während der Operation empfohlen.
Carotisverschlüsse, hochgradige Siphonstenosen, Mediastenosen und Mediaverschlüsse legen bei Beachtung der genannten Kriterien eine extraintrakranielle Bypassoperation nahe mit Anastomosierung eines Astes der Arteria temporalis superficialis mit der Arteria cerebri media. Hierbei ist allerdings einschränkend zu sagen, daß über die Langzeitergebnisse und somit auch die Indikation und Kontraindikation dieser Bypasschirurgie noch keine verläßlichen Daten vorliegen.

Operationszeitpunkt
Die Wahl des optimalen operativen Zeitpunktes ist schwierig. Bei nur kurz anhaltenden passageren ischaemischen Insulten wird man schon wenige Tage nach dem Ereignis eine Endarteriektomie durchführen können. Länger anhaltende Attacken und ischaemische Insulte mit leichtem Defizit erfordern ein längeres Intervall, da eine frühe Revaskularisierung durchaus zu einer Risikoerhöhung der Operation führen kann. Bei persistierenden ischaemischen Insulten wird man die Einhaltung eines Intervalles von mindestens 3–4 Wochen zwischen Insultereignis und Operation empfehlen müssen. Selbstverständlich sollte auch die angiographische Diagnostik erst vor dem operativen Eingriff und nicht unmittelbar nach dem Insult durchgeführt werden.

Literatur

1. De Bakey, M. E., Crawford, E. S., Cooley, D. A. et al.: Cerebral Arterial Insufficiency: One to 11-Year Results Following Arterial Reconstructive Operation Ann. Surg. 161, 921–945, 1965
2. Cartlidge, N. E. F., Whisnant, J. P., Elveback, L. R.: Carotid and Vertebral-Basilar Transient Cerebral Ischemic Attacks. Mayo Clin. Proc. 52, 117–120, 1977
3. Fields, W. S., Maslenikov, V., Meyer, J. St. et al.: Joint Study of Extracranial Arterial Occlusion. Jama 211, 1993–2003, 1970
4. Hirsch, H., Euler, K. H., Schneider, M.: Über die Erholung und Wiederbelebung des Gehirns nach Ischaemie bei Normothermie. Pflügers Arch. ges. Physiol. 265, 281–313, 1957
5. Marx, P.: Die Indikationsstellung zu revaskularisierenden Eingriffen im Karotisstromgebiet. Thoraxchirurgie 25, 240–245, 1977
6. Marx, P.: Indikationen zur operativen Intervention bei Carotisstenosen und -verschlüssen aus neurologischer Sicht. In: H. Heidrich (Hrsg.): Carotisstenosen und -verschlüsse, Springer, 1983
7. Sundt, T. M., Sandok, B. A., Whisnant, J. P.: Carotid Endarterectomy. Complications and Preoperative Assessment of Risk. Mayo Clin. Proc. 50, 301–306, 1975
8. Thompson, J. E., Garrett, W. V.: Peripheral-Arterial Surgery. New England J. Med. 302, 491–503, 1980
9. Trede und Mitarbeiter: Ergebnisse nach Carotisendarteriektomien 1972 bis 1982. Persönliche Mitteilung.
10. Walter, P., Prestar, F. J., Büchels, H., Fürst, H., Becker, H. M.: Zerebrovaskuläre Insuffizienz Stadium III bei Stenosen und Verschlüssen der extrakraniellen A. carotis, DMW 109, 295–299, 1984

Anschriften der Autoren

Prof. Dr. med. D. Soyka
Direktor der Universitäts-Nervenklinik Kiel
Niemannsweg 147
2300 Kiel

Prof. Dr. med. K. Schimrigk
Direktor der Neurologischen Universitätsklinik Homburg
6650 Homburg/Saar

Priv.-Doz. Dr. W. Duspiva
Chefarzt II. Chir. Klinik, Klinikum Ingolstadt
8070 Ingolstadt

Prof. Dr. C. G. Gottfries
University of Göteborg, Deparment of Psychiatry
and Neurochemistry
St. Jörgens Hospital
42203 Hisings-Backa, Sweden

Prof. Dr. J.-P. Malin
Oberarzt der Neurologischen Klinik
Med. Hochschule Hannover
Konstanty-Gutschow-Str. 8
3000 Hannover 61

Prof. Dr. P. Marx
Leiter der Abt. für Neurologie
Klinikum Steglitz der Freien Universität Berlin
Hindenburgdamm 30
1000 Berlin 45